VICHY

Étude Clinique

DES INDICATIONS ET DES CONTRE-INDICATIONS

PAR LES DOCTEURS

FERNAND LAMBERT
Médecin Principal de 2ᵉ classe
Médecin-chef de l'Hôpital militaire thermal de Vichy

VICTOR RAYMOND
Médecin-major de 2ᵉ classe,
à l'Hôpital militaire thermal de Vichy

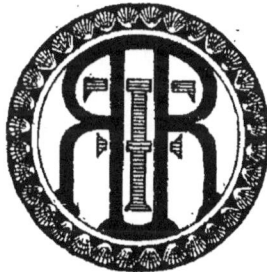

PARIS
F. R. DE RUDEVAL, Imprimeur-Éditeur
4, Rue Antoine Dubois, 4

1905

À Monsieur Le Docteur Galippe

Membre de l'Académie de Médecine

Respectueux hommage des auteurs et

Affectueux souvenir des années 1874-75-76. —

Lambert.

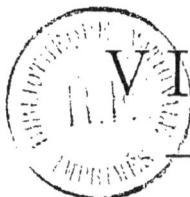

VICHY

ÉTUDE CLINIQUE DES INDICATIONS

ET DES CONTRE-INDICATIONS

VICHY

Étude Clinique

DES INDICATIONS ET DES CONTRE-INDICATIONS

PAR LES DOCTEURS

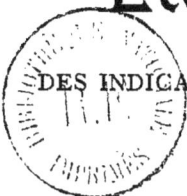

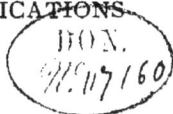

FERNAND LAMBERT
Médecin Principal de 2ᵉ classe
Médecin-chef de l'Hôpital militaire thermal de Vichy

VICTOR RAYMOND
Médecin-major de 2ᵉ classe,
à l'Hôpital militaire thermal de Vichy

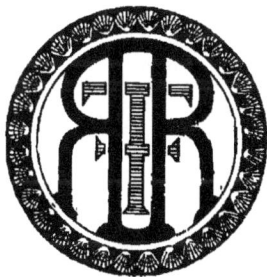

PARIS

F. R. DE RUDEVAL, IMPRIMEUR-ÉDITEUR

4, Rue Antoine Dubois (VIᵉ)

1905

L'eau de Vichy, prise aux sources, est un médicament actif et, comme tel, a ses indications, ses contre-indications et ses résultats. Sa posologie, variable suivant les circonstances, est du ressort du médecin-consultant à Vichy; mais tout praticien doit en connaître les indications, plus encore les contre-indications, et enfin les résultats qu'il est en droit d'en attendre.

On ne doit pas, en effet, envoyer indifféremment à Vichy, comme on l'a dit souvent, tous les malades atteints d'une affection de la moitié sous-diaphragmatique du corps. Mais un examen préalable et une analyse détaillée de leurs symptômes est absolulument indispensable. Si les eaux sont utiles à la grande majorité d'entre eux, il en est bon nombre à qui elles sont inutiles, d'autres dont elles aggravent l'état, quelques-uns enfin pour qui elles sont très dangereuses.

Ce sont ces différentes indications et contre-indications que nous allons essayer de poser.

Pour cela, il importe avant tout, de connaître aussi parfaitement que possible le médicament employé et son action sur l'organisme. Qu'est-ce donc que l'eau de Vichy?

CHAPITRE PREMIER

COMPOSITION PHYSICO-CHIMIQUE DE L'EAU DE VICHY.

Toutes les eaux du bassin de Vichy sont bicarbonatées sodiques fortes; elles diffèrent seulement entre elles par leur température; la quantité et la qualité des sels dissous.

Thermalité. — Les eaux usitées se divisent en deux grands groupes : sources thermales et sources athermales.

Les sources thermales, toutes naturelles, sont :

Chomel,	température. . . .	43°, 5
Grande-Grille,	—	42°, 5
Hôpital	—	34°, 5
Lucas	—	29°,25

Ces indications thermométriques ont été relevées au griffon par les ingénieurs des mines, le 6 février 1895. Il y a lieu d'ajouter, qu'à la buvette de chacune de ces sources, il se produit un abaissement thermique, très peu marqué pour l'eau du puits Chomel, pour celle de la Grande-Grille et de Lucas, mais qui atteint 3 degrés environ pour celle de la source de l'Hôpital.

Le groupe des eaux athermales est représenté par :

Les *Célestins*, (source nouvelle ou de 1870) qui provient d'une émergence naturelle. Sa température est de 15° à la buvette comme au griffon.

La source du *Parc*, obtenue par un forage; sa température est de 20°, prise à la colonne ascensionnelle.

Enfin deux sources artésiennes, qui contiennent du fer en quantité assez notable; *Mesdames* 16° et *Lardy* : 20°.

Composition. — Voici d'après Bouquet, un tableau donnant la composition des différentes sources :

TABLEAU comprenant les quantités des divers composés salins hypothétiquement attribuées à 1 litre de chacune des eaux minérales du bassin de Vichy (BOUQUET 1855).

PRINCIPES MINÉRALISATEURS	GRANDE GRILLE	CHOMEL	LUCAS	HÔPITAL	CÉLESTINS	PARC	MESDAMES
Acide carbonique libre . .	0,908	0,768	1,751	1,067	1,049	1,555	1,908
Bicarbonate de soude . . .	4,883	5,091	5,004	5,029	5,103	4,857	4,016
— de potasse. . .	0,352	0,371	0,282	0,440	0,315	0,292	0,180
— de magnésie .	0,303	0,338	0,275	0,200	0,328	0,213	0,425
— de strontiane .	0,003	0,003	0,005	0,005	0,005	0,005	0,003
— de chaux . . .	0,434	0,427	0,545	0,570	0,462	0,614	0,604
— de prot. de fer.	0,004	0,004	0,004	0,004	0,004	0,004	0,026
— pr. de mang .				traces			
Sulfate de soude.	0,291	0,291	0,291	0,291	0,291	0,314	0,250
Phosphate de soude	0,130	0,028	0,070	0,046	0,091	0,140	traces
Arséniate de soude	0,002	0,002	0,002	0,002	0,002	0,002	0,003
Borate de soude.				traces			
Chlorure de sodium	0,534	0,534	0,518	0,518	0,534	0,550	0,355
Silice	0,070	0,070	0,050	0,050	0,060	0,055	0,032
Matières organiques bitum.				traces			
TOTAUX	7,914	7,959	8,797	8,222	8,244	8,601	7,811

Au point de vue chimique, le fait capital de leur constitution est la présence de CO_2 en excès, qui tient la totalité de leurs principes en dissolution. Toutes les bases seraient combinées avec CO_2 et tous les acides combinés avec la soude (Bouquet).

* *

Propriétés physico-chimiques. — Le caractère fondamental de ces eaux est leur minéralisation. Elles contiennent toutes environ 7 grammes de sels minéraux par litre, dont 6 grammes de bicarbonates; le bicarbonate de soude étant, toujours, à lui seul voisin de 5 grammes.

Isotonie. — Voici donc une eau minérale naturelle dont la teneur saline est de 7 grammes pour 1000, *isotonique*, par conséquent, au sérum sanguin.

Les travaux récents ont montré, avec trop d'évidence, l'importance de l'isotonie dans la dynamique organique, dans les échanges intra-cellulaires et dans le mécanisme de l'absorption. L'action des sérums hyper et hypotoniques sur les globules blancs et rouges et sur l'organisme en général, est maintenant bien connue. Depuis longtemps, d'autre part, l'action des solutions salines plus ou moins concentrées sur la muqueuse digestive avait donné une explication de l'emploi des purgatifs. Enfin la nocuité des solutions concentrées sur la muqueuse gastro-intestinale commence à se faire jour.

Pour toutes ces raisons, la notion de l'isotonie de l'eau de Vichy a acquis, à nos yeux, une importance capitale. C'est le facteur primordial de cette absorption de l'eau; si rapide que l'action se fait sentir quelquefois, un quart d'heure à peine après l'ingestion. C'est elle qui explique son innocuité sur des tubes digestifs en équilibre instable, prompts à réagir à la moindre incitation. C'est là, enfin, une des raisons de sa puissance sur les échanges intra-organiques, puissance qui la rapproche si nettement des sérums artificiels. Poussant plus loin cette conception, Glénard (1) a pu faire chez un malade des injections sous-cutanées, à haute dose, d'eau de la Grande-Grille, sans aucun accident, tant général que local, et suivies d'un résultat très favorable.

Alcalinisation. — Ce sérum isotonique est alcalin. En raison de sa teneur de 5 grammes de bicarbonate de soude par litre, l'eau de Vichy est même dite bicarbonatée sodique forte. Mais qu'est-ce que 3 à 5 gr. absorbés par jour, 60 à 100 gr, par saison, au maximum, en présence des effets intensifs de la cure? Le bicarbonate, manié en nature, s'emploie à de bien plus fortes doses et avec un résultat bien

---

(1) GLÉNARD, *La cure de Vichy*. Conférence faite le 9 septembre 1899 aux membres du voyage d'études médicales. P. 4, en note.

moindre. Il faut donc admettre que le bicarbonate de l'eau est absorbé et utilisé presqu'intégralement et qu'il est en un état de dissolution tel que son action est multipliée. En un mot, et l'expérience séculaire est là pour le démontrer, il n'y a qu'une analogie grossière entre l'action d'un gramme de bicarbonate et celle d'un verre d'eau de Vichy : ce que nous disions, tout à l'heure, des sérums nous l'explique en partie.

Température. — La thermalité est aussi un facteur très important. Toutes les températures sont représentées, depuis les eaux chaudes : Chomel, 43°,5, Grande Grille, 42°5, les eaux tièdes : Hôpital : 34°,5 et Lucas, 29°,25, jusqu'aux eaux froides : Parc 20°, Mesdames, 16° et Célestins : 15°. Le médecin thermal a donc à sa disposition une gamme lui permettant de parer à toutes les indications, et suivant le degré d'excitation stomacale, pourra donner de l'eau froide, de l'eau tiède, ou de l'eau chaude. Les sources chaudes sont, d'ailleurs, de beaucoup les plus usitées. Aux bénéfices de la cure alcaline, se joignent ceux, de plus en plus appréciés, de la cure thermale; l'eau chaude étant par elle seule un puissant modificateur des échanges.

Acide carbonique dissous. — L'eau est gazeuse : elle contient de l'acide carbonique libre, en grande quantité pour les sources froides; en quantité moindre pour les sources chaudes. Dans les eaux chaudes, cette dissolution est peu stable, et le gaz s'échappe dès l'émergence. Dans l'estomac, ce dégagement se continue, donnant une sensation de plénitude à l'épigastre et quelques renvois. Dans les eaux froides, la dissolution carbonique est plus stable, l'acide est absorbé et se retrouve dans le sang et l'urine; d'où l'action alcalinisante moindre de ces eaux.

Les propriétés anesthésiques du gaz CO_2 et son action légèrement excitante sont connues depuis long-temps; elles contribuent, pour leur part, à la tolé-rance de l'eau.

Sels divers. — Outre les bicarbonates, toutes les sources contiennent environ 0,30 centigr. de sulfate de soude, 0,50 centigr. de chlorure de sodium et 0,002 milligr. d'arséniate de soude par litre. Ces sels ont une part dans l'action complexe du médica-ment, surtout l'arséniate, dont nous verrons les bons effets dans les anémies.

Caractères particuliers de chaque source. — A côté de l'action commune alcalinisante, chaque source présente des particularités qui permettent d'expliquer, plus ou moins, ses propriétés indivi-duelles et lui donnent sa physionomie propre. Les énumérer, sera exposer la multiplicité des ressources du traitement thermal de Vichy, et expliquer cer-taines contradictions paradoxales; le traitement calmant ou excitant certains organes suivant son mode d'emploi.

La source de l'*Hôpital* est tiède, bicarbonatée sodique simple : c'est une eau alcalinisante absolue.

La *Grande Grille* et le puits *Chomel* qui lui sont très comparables, sont chaudes et contiennent des dérivés sulfurés (1 milligr. 1/2 en HS—Gautrelet), d'où vraisemblablement leur action excitante sur le système nerveux et le foie. De plus, Chomel, en gargarismes, a une action marquée sur les premières voies respiratoires.

Lucas, tiède, contient des sulfures alcalins et semble avoir une action plus particulière sur la peau.

Les *Célestins*, source froide, non sulfureuse, est très chargée en acide carbonique libre. Elle excite la diurèse et dissout les calculs et dépôts phosphatiques déposés dans les voies urinaires.

Le *Parc*, comme les eaux du groupe vosgien : Vittel et Contrexéville, contient du sulfate de chaux (Gautrelet); d'où son action diurétique très prononcée.

Mesdames et *Lardy*, froides, contiennent des sels ferriques, d'où leurs propriétés toniques et reconstituantes.

*
* *

Vitalité des sources. — Ces qualités physico-chimiques, pourtant si diverses, n'expliquent pas toute l'action de l'eau minérale. Il serait facile de faire une solution isotonique des sels de Vichy, surchargée de

CO^2 et portée à la température voulue. Cette solution n'aurait qu'une action minime, à côté de l'eau prise aux sources. Quelle est donc cette action mystérieuse, inconnue encore des eaux minérales, qui en fait une sorte de matière vivante ? On a cherché dans toutes les voies.

a). *État naissant.* — La chimie nous apprend que les corps à l'état naissant sont beaucoup plus actifs qu'à l'état statique. Or, l'eau de Vichy, pendant les premiers temps de son émergence, est en perpétuelle transformation. L'acide carbonique, en combinaison instable, se dégage dès l'arrivée à l'air libre et dans l'estomac ; les carbonates subissent de multiples transformations ; toutes ces réactions sont favorisées, d'ailleurs, par la thermalité même de l'eau. Il se produit donc de nombreux phénomènes de dissociation et de dissolution qui rendent la matière beaucoup plus active.

b). *Frottements.* — D'autre part, l'eau minérale, pendant son trajet souterrain plus ou moins long, dissout ses sels, traverse une foule de canaux de calibres divers et plus ou moins anfractueux. Tous ces frottements constituent une source d'énergie dont l'eau se charge. Cette énergie est-elle simplement thermique, est-elle électrique, est-elle radio-active ? Suivant les époques et les théories régnantes, toutes ces hypothèses ont été émises, sans être démontrées. Mais il semble bien certain que des propriétés physiques viennent se joindre aux propriétés chimiques de l'eau minérale pour les amplifier et les accentuer.

c). *Matières animées.* Il n'est pas jusqu'à l'action des matières animées qui n'ait été invoquée, à tort, semble-t-il d'ailleurs. L'eau peut, dans son trajet souterrain, traverser des gisements d'humus et se charger de diastases provenant de matières organiques en décomposition. On a aussi cherché dans l'eau des microorganismes, leur attribuant, à eux ou à leurs produits élaborés, une action spécifique. Cette hypothèse semble se vérifier, en partie, pour les eaux sulfureuses, mais non pour l'eau de Vichy.

C'est donc, en dernière analyse, à une énergie potentielle, acquise pendant son trajet souterrain, que nous devons rapporter cette action de l'eau si puissante que bon nombre d'auteurs désignent sous le nom de *Vitalité des sources.*

Quelle que soit, d'ailleurs, l'explication, le fait est patent et se vérifie par l'expérience de chaque jour. L'eau de Vichy a des propriétés mystérieuses, inexpliquées, qui en font autre chose qu'une simple solution bicarbonatée et en multiplient notablement l'action. Nous pourrons la définir :

Une eau bicarbonatée sodique, isotonique, gazeuse, à température variable et douée de vitalité propre.

Il nous faut étudier, maintenant, les réactions qu'elle provoque dans l'organisme.

CHAPITRE II

ACTION DE LA CURE SUR L'ORGANISME.

L'eau de Vichy, dès son absorption, provoque une sensation particulière de réplétion stomacale, qui n'est ni pénible, ni désagréable. Il se produit, en même temps, un dégagement abondant d'acide carbonique, qui remonte par l'œsophage, provoquant parfois des renvois ou quelques picotements dans le nez.

Action sur l'estomac. — Son action sur la muqueuse gastrique varie selon le moment où elle est absorbée.

Prise à jeun, ce qui a lieu dans la grande majorité des cas, elle nettoie les parois de l'œsophage et de l'estomac, les décape, en quelque sorte, grâce à ses carbonates alcalins, les débarrasse des enduits muqueux ou glaireux qui s'y sont déposés. Cette action se constate d'une façon très manifeste lorsqu'on pratique, le matin à jeun, un lavage d'estomac, chez des malades à langue chargée et à état saburral prononcé. L'eau de lavage ramène beaucoup de mucosités, la langue se nettoïe, la sensation désagréable de bouche pâteuse disparaît et l'appétit est réveillé.

S'il reste dans l'estomac des liquides de fermentation, le bicarbonate sature tout ou partie des acides butyrique et lactique. L'acide carbonique mis en liberté distend légèrement les parois stomacales et en active les mouvements.

En même temps, la température de l'eau, l'action anesthésique légère de l'acide carbonique sur les terminaisons nerveuses, la neutralisation des acides de fermentation, exercent une sédation manifeste. Les douleurs se calment; le spasme pylorique, que le plus souvent elles suffisaient à entretenir, cède et le chyme résiduel, brassé avec l'eau, ne tarde pas à être évacué.

L'estomac vidé par les premières doses, les suivantes lavent simplement la muqueuse et continuent à la calmer. Elles séjournent fort peu de temps d'ailleurs, et passent rapidement dans l'intestin, où elles sont fort vite absorbées.

L'estomac ainsi lavé par une solution alcaline faible (1 gr. par verre), prise à dose très fractionnée, débarrassé des débris alimentaires qu'il contenait et du mucus obturant les canaux excréteurs est « préparé » pour un nouveau travail.

L'appétit apparaît et s'accroît; il se produit ces baillements et ces tiraillements d'estomac, si connus des buveurs.

Le malade doit alors se mettre à table sous peine de voir se déclarer un peu de douleur épigastrique. Pendant le repas, l'eau de Vichy ne peut avoir qu'un effet nuisible. Le dégagement gazeux donne de la réplétion stomacale, des renvois désagréables. Le bicarbonate sature l'acide chlorhydrique qui devient inutile pour la digestion ; épuisant ainsi sans raison la muqueuse chez les hypochlorhydriques, ou l'excitant à sécréter à tort chez les hyperchlorhydriques. L'eau, en outre, par la dilution exagérée de la bouillie stomacale ne peut avoir qu'une action fâcheuse.

Une heure et demie ou deux heures après le repas, certains malades, mais pas tous, ont un excès d'acide qu'il est bon de neutraliser par une dose d'eau chaude, qui, en même temps, dilue le chyme et favorise le brassage stomacal.

Action sur la sécrétion. — On a voulu expliquer l'action de l'eau de Vichy sur l'estomac uniquement par sa teneur en bicarbonate. Ceci n'est pas pour simplifier le problème, car nulle question n'est plus discutée.

Pour Reichmann, le bicarbonate n'a pas d'action

sécrétoire ; il neutralise seulemement les acides préformés.

Pour Hayem, les petites doses sont excitantes, les fortes doses dépressives.

Pour Linossier (1) et G. H. Lemoine, le bicarbonate est à toute dose excitant de la sécrétion gastrique et ce par un double phénomène :

a). action purement chimique. Il alcalinise d'une façon totale ou partielle le contenu de l'estomac.

b). action physiologique : en présence de cette alcalinité, la muqueuse réagit et sécrète. D'autre part, pour eux « la sensibilité d'un estomac au bicarbonate de soude est en raison inverse de la richesse en acide chlorhydrique de sa sécrétion. »

Enfin, les petites doses de bicarbonate, prises avant le repas, n'augmentent pas, pour Mathieu et Laboulais, la sécrétion chlorhydrique, mais accélèrent l'évacuation stomacale. L'action est plutôt motrice que sécrétoire.

Mais le bicarbonate de l'eau de Vichy n'est qu'une partie dans un ensemble complexe. Bien que l'eau soit dite forte, sa minéralisation est relativement minime; il est rare que l'on dépasse 2 verres avant chaque repas, soit 2 gr. de bicarbonate pris en 3 ou 4 fois, et très dilué. Les doses consécutives suffisent

(1) LINOSSIER. Cure de Vichy dans les dyspepsies. Conférence faite à la Pitié; in *Bulletin général de Thérapeutique*, 1902.

à neutraliser la petite quantité d'acide qui peut se former après les premières prises (Linossier).

D'autre part, l'eau séjourne fort peu dans l'estomac, qu'elle lave simplement, et ce lavage par un sérum tiède, gazeux, légèrement alcalin, et surtout isotonique, ne produit qu'un minimum de réaction. Il agit bien moins sur le chimisme que sur la sensibilité et la motricité de l'estomac. Il a vraiment sur la muqueuse une action *orthotrophique.*

En outre, l'eau, une fois absorbée, produit, comme nous le verrons, une stimulation générale de tout l'organisme. La circulation et les échanges nutritifs sont accélérés. La sécrétion de l'estomac, aussi bien que celle de l'intestin et des glandes annexes est améliorée, et c'est là surtout que doit être cherché le rôle véritablement efficace de la cure dans la digestion.

Action orthotrophique sur la muqueuse, action secondaire par l'intermédiaire de la circulation : telles nous semblent être les caractéristiques de la cure de Vichy sur les fonctions stomacales.

* *

Action sur l'intestin. — De même nature paraît être son action sur les fonctions intestinales, bien qu'elle soit plus mal connue encore. En rectifiant le fonctionnement stomacal, en neutralisant les acides de fermentation, elle supprime une cause sérieuse d'irritation intestinale, ainsi que les troubles réflexes qui en découlent. Elle diminue surtout notablement les flatulences, peut-être par son acide carbonique. En diluant le chyme, son action se joint à celle des sucs alcalins pour saponifier les graisses, les émulsionner et favoriser leur absorption.

Le contact de l'eau alcaline, loin d'augmenter la sécrétion de l'entérokinase, paraît la diminuer, cette sécrétion s'établissant à la suite d'un contact acide. Mais cette augmentation, l'eau étant le plus souvent prise à jeun, serait inutile et n'aboutirait qu'à une perte de suc. Nous verrons, tout à l'heure, ce que nous devons penser de l'action secondaire, par l'intermédiaire de la circulation.

Absorption. — L'absorption de l'eau prise à jeun est très rapide. Rabuteau a voulu expliquer l'alcalinisation si rapide des humeurs par un mécanisme indirect : il se produirait dans l'estomac, aux dépens du chlorure de sodium du sang, une sécrétion chlorhydrique considérable, qui viendrait neutraliser le bicarbonate. Il resterait en circulation un excès de soude, facteur de l'alcalinisation.

Cette théorie peut expliquer une minime partie de l'alcalinisation. Mais, étant donné la rapidité de passage des petites doses de liquide dans l'estomac et le faible pouvoir absorbant de la muqueuse, il est plus

vraisemblable de penser que cette absorption a lieu
dans l'intestin en nature ou sous forme de combinaison.

Elle doit être, d'ailleurs, très complète et presqu'intégrale. Le pouvoir absorbant du tube digestif
pour le bicarbonate est, en effet, limité et dès qu'une
dose partielle dépasse 4 à 5 gr., on voit bientôt
apparaître le sel dans les garde-robes et il provoque
de la diarrhée (1). Or la cure de Vichy est accompagnée de constipation.

Le degré considérable de l'alcalinisation humorale,
avec une dose de sel relativement faible, suppose
son absorption à peu près complète. L'isotonie du
liquide alcalin placé en présence d'un sérum, le
plus souvent hyperacide, suffit à l'expliquer.

*
* *

Action sur la circulation porte. — L'eau passe
ainsi dans la circulation porte et a une sorte de prédilection pour tous les organes qui en sont tributaires. Prunelle lui attribuait une action élective sur
la partie abdominale du grand sympathique. Cette
action, si elle existe, n'est probablement que secondaire, et la simple modification humorale suffit à

---

(1) HAYEM, *Leçons de thérapeutique.*

expliquer sa puissance, en quelque sorte spécifique, sur tous les organes abdominaux irrigués par le sang porte (Durand-Fardel) (1). D'une part, l'hypertension portale, conséquence de cet afflux de liquide, assure une meilleure irrigation des organes, favorise ainsi leur nutrition et régularise leurs fonctions. Aussi voyons-nous les bons effets de l'eau dans toutes les affections torpides dues à un mauvais fonctionnement de cette circulation : pléthore abdominale, engorgements chroniques des divers viscères abdominaux. D'autre part, la modification du sang porte, plaçant tous ces organes dans un milieu suralcalinisé, améliore d'autant leur fonctionnement.

* *
*

Action sur le pancréas et la sécrétion biliaire. — Depuis les expériences de Pawlow et Popielski, le mécanisme intime des sécrétions digestives : suc entérique, bile, suc pancréatique, nous apparaît clairement. Au contact du chyme acide provenant de l'estomac, les parois du duodénum produisent un ferment : prosécrétine ou sécrétine, sans lequel la digestion pancréatique n'a pas lieu.

Cette sécrétine ne se forme qu'en présence des acides et en particulier de l'acide chlorhydrique.

(I) Max DURAND-FARDEL, *Traité des eaux minérales.*

Les travaux de Enriquez et Hallion nous ont appris aussi que la sécrétine absorbée par les ramifications porte passe dans la circulation et est un excitant spécifique, non seulement du pancréas, mais encore du foie. Pour Fleig (1) cette action serait due à un simple réflexe.

Ces constatations coïncident bien avec les expériences anciennes, assez contradictoires, mais d'où il semble résulter que le bicarbonate n'est ni un cholagogue, ni un excitant de la sécrétion pancréatique.

PourBecker, les solutions d'alcalis, les sels neutres, non seulement ne provoquent pas la sécrétion pancréatique, mais la diminuent sensiblement.

D'après Doyon et Dufourt (2), le bicarbonate de soude ne fait pas varier sensiblement la quantité de la bile, mais semble diminuer la sécrétion des sels biliaires et des savons. Pour Nasse, il diminuerait même la sécrétion biliaire, en solution concentrée. Enfin, pour Prévost et Binet, il a une action légèrement cholagogue.

Mais toutes ces expériences, faites à l'aide de fistules biliaires et dans des conditions anormales, ne tiennent compte que de l'action immédiate du sel. Reste l'action éloignée. Or, Pawlow a démontré que les

---

(1) FLEIG, Académie des Sciences, 16 mars 1903.
(2).In *Traité de Physiologie* de MORAT et DOYON.

2

injections intra-veineuses ou sous-cutanées de
carbonate de soude favorisent la sécrétion pancréatique, et Enriquez et Hallion (1), qu'elles favorisent
la sécrétion biliaire, que celle-ci soit provoquée par
injection d'acide dans le duodénum ou injection
intra-veineuse de sécrétine.

La bile et le suc pancréatique, liquides alcalins,
peuvent donc bien être excités par l'arrivée d'un
acide dans le duodénum, mais réclament un sang
largement alcalin, pour pouvoir être convenablement
sécrétés. « Il n'est nullement paradoxal d'admettre
que l'acide chlorhydrique et le bicarbonate de soude
en dépit de leur nature chimique essentiellement
opposée, puissent tous deux, en clinique, dans des
conditions qui sont à déterminer, avoir sur la sécrétion
du foie et du pancréas un résultat identique (2). »
Aux acides, l'action excito-sécrétoire temporaire;
aux alcalins, l'action bili-formatrice permanente.

· Cette notion est très importante et explique les
bons effets de la cure de Vichy, non seulement sur
le foie, mais encore sur la digestion intestinale, dont
le rôle primordial dans l'assimilation vient en lumière
de jour en jour.

C'est donc par l'alcalinisation organique, par la
meilleure élaboration des sucs digestifs sécrétés, que

(1) ENRIQUEZ et HALLION, Réflexe acide de Pawlow et sécrétine. *Soc. de Biologie*, 14 mars 1903.
(2) ENRIQUEZ et HALLION, *Presse médicale*, 24 janvier 1903

se manifestent surtout les bons effets de la cure de Vichy dans les dyspepsies, et nous verrons bientôt que celles où tout l'arbre digestif, estomac, foie, intestin, est touché, en sont le plus tributaires.

L'eau chaude, d'autre part, par elle-même, est douée d'un pouvoir cholagogue énergique (Röhrig, Prévost et Binet) ; d'après Lewatscheff, elle amènerait au bout d'une heure et demie, une telle augmentation de la partie aqueuse de la bile que la proportion des matériaux solides baisse de moitié (1).

Action sur la cellule hépatique. — Les fonctions du pancréas, autres que la sécrétion du suc, sont trop mal connues pour que nous puissions nous rendre compte de l'action de l'eau de Vichy sur elles. Il n'en est pas de même des fonctions hépatiques. Le foie, abondamment lavé par le sérum alcalin absorbé à jeun, subit une influence prépondérante, qui ne paraît pas due uniquement à l'irrigation sanguine, mais à une action spécifique sur la cellule hépatique. Gautrelet en a cherché l'explication dans la sulfuration de certaines sources : Grande-Grille et Chomel.

Nous venons de voir, d'autre part, que la fonction biligénique est exaltée en milieu alcalin ; les fonctions du foie étant synergiques, (2) toutes doivent donc subir la même influence.

---

(1) In G. Lyon, *Traité de clinique thérapeutique.*
(2) Roger, *Action du foie sur les poisons.*

La cellule hépatique chargée de défendre l'organisme contre les poisons autochtones ou hétérogènes, est, par contre, la première soumise à leur influence. Il en résulte des altérations se traduisant par un hyperfonctionnement (hyperhépatie de Gilbert); puis, si l'action persiste ou si elle est massive, une dépression : insuffisance hépatique, anhépatie. D'où les aspects divers que peuvent revêtir les fonctions troublées.

L'urée, terme ultime de l'oxydation des acides amidés provenant des albuminoïdes, se forme, pour la plus grande part, dans le foie. Elle peut être augmentée, diminuée ou remplacée en partie par de l'acide urique.

Les amylacés, emmagasinés par le foie sous forme de glycogène, sont délivrés au sang, au fur et à mesure des besoins, à l'état de glycose. Suivant l'état de la cellule, cette glycogénie sera augmentée ; diabète par hyperhépatie de Gilbert (1) ; ou bien le foie perdra la faculté d'emmagasiner le glycogène : glycosurie alimentaire, diabète par anhépatie.

La bile pourra être troublée dans sa quantité et sa composition; polycholie, pléiochromie, oligochromie. La cellule pourra ne plus être suffisante pour transformer l'hémoglobine du sang en bilirubine et

---

(1) GILBERT et LEREBOULLET, *Société de Biologie,* 12 mars 1900 et 21 décembre 1901.

s'arrêtera à des formes de transition : urobiline, hématoporphyrine. Les acides biliaires qui s'éliminent à l'état de sel de soude, manquant de cet élément, pourront être excrétés en moindre quantité.

Enfin, les poisons, mal arrêtés, pourront passer sans atténuation et aller irriter le rein.

L'eau de Vichy, en lavant la cellule hépatique, la débarrasse des déchets provenant de sa vie propre ou des matières qu'elle transforme, particulièrement des globules rouges. Elle saponifie, dissout, oxyde les produits toxiques contenus dans son plasma, régularise la fonction biliaire qui sert de voie d'excrétion et supprime ainsi de nombreuses causes d'irritation. Elle paraît avoir nettement, en outre, une action excitante sur cette cellule.

Dans une première période, la congestion de l'organe, le lavage mécanique, l'excitation et la rénovation cellulaire prédominent. Si le foie est insuffisant cette exaltation des fonctions persiste seule. Mais dans le cas d'hyperfonction, vers le 10-12e jour, survient une poussée congestive douloureuse, correspondant à la crise thermale, qui se termine par une véritable débâcle urinaire ou même intestinale. Après quoi, tout rentre dans l'ordre, le foie diminue de volume; il semble que la cellule hépatique ait été épuisée par cette excitation trop violente. Les symptômes d'hyperfonction régressent et l'action régulatrice de lavage et de désintoxication persiste seule.

2.

Quoi qu'il en soit, la cure de Vichy modifie profondément la cellule hépatique, et exerce sur elle une
véritable action spécifique.

Action sur le rectum. — Le traitement s'accompagne rarement de diarrhée, sauf les débâcles bilieuses dont nous venons de parler. En général, il
détermine un léger degré de constipation, qui ne
survit pas à la cure. Au contraire, par suite de la
régulation gastro-hépato-intestinale, certaines formes
de constipation secondaire sont très améliorées.

* * *

Action sur la circulation. — L'absorption d'une
quantité considérable d'eau, ou plutôt de sérum
alcalin, ne va pas sans un certain degré d'hypertension. La constatation journalière, à défaut de mensu-
rations précises, montre l'élévation de la pression
sanguine. Le pouls est plus tendu, certains malades
ont un peu de congestion céphalique, même quelques vertiges, quelques bourdonnements d'oreille.
En général, tout se borne là; mais n'en implique
pas moins la nécessité de surveiller les points faibles
du système cardio-vasculaire. Cette hypertension
s'accompagne de suractivité circulatoire : les mouvements du cœur sont plus réguliers, plus fréquents;
les mouvements respiratoires plus rapides et plus

amples. De là, naît une modification des états torpides et des congestions passives d'organe. De là aussi, un meilleur lavage de l'organisme, une meilleure distribution des matériaux nutritifs et de l'oxygène, qui pénètrent plus facilement dans l'intérieur des tissus.

Sang. — Le sang est, lui aussi, modifié par la cure. Autrefois, et Trousseau a été le vulgarisateur de cette idée, on admettait qu'elle amenait de l'anémie et que, poussée à l'extrême, elle engendrait cette fameuse cachexie alcaline, qui a longtemps été le spectre de Vichy. Depuis quelques années, on en est bien revenu. Qu'est-ce que 5 grammes de bicarbonate par jour, à côté de 20 à 30 grammes donnés par Debove dans la cure de l'hyperchlorhydrie, et ce sans anémie notable? Cliniquement, nous ne voyons jamais à Vichy l'anémie naître sous l'influence de la cure et, bien au contraire, bon nombre d'anémies toxiques et infectieuses y diminuent.

Enfin trois de nos camarades, Lafeuille, Paris et Viguier(1), ont démontré par une étude attentive du sang de paludéens anémiés que, chez eux, le traitement provoque:

1° L'augmentation de l'activité de réduction de l'oxyhémoglobine;

---

(1) LAFEUILLE, PARIS, VIGUIER, *Étude clinique de l'anémie paludéenne et de ses modifications par le traitement de Vichy*, 13ᵉ congrès international de médecine. Paris 1900.

2° l'augmentation du taux de l'hémoglobine;

3° l'augmentation du nombre des globules rouges.

Ces résultats concordent avec ceux, plus anciens, de Pupier, de Lalaubie, de Martin-Damourette et de Jades, qui ont montré que le bicarbonate et, particulièrement, l'eau de Vichy augmentait le nombre des globules rouges.

L'alcalinité normale du sang est due aux alcalis libres, non combinés avec les matières albuminoïdes, c'est-à-dire au bicarbonate et au phosphate bibasique de soude. Leur rôle paraît être surtout de maintenir la solubilité des albumines. Si l'on neutralise une solution de paraglobuline avec de l'acide acétique, il se produit un précipité qui n'est plus soluble dans l'eau.

Les globules rouges du sang ne restent intacts que dans un milieu albuminoïde et salin de composition déterminée ; un changement dans la proportion des matières salines dissoutes les altère profondément. Il est possible que, sans les détruire, la diminution d'alcalinité puisse faire varier leur capacité d'absorption pour les gaz et diminuer, par suite l'hématose. (1)

La cure de Vichy ne pourra que restituer au sang toutes ces propriétés ou les augmenter notablement.

---

(1) HAYEM, *Leçons de Thérapeutique.*

*
*   *

Action sur la nutrition. — Elle est indéniable, mais son mécanisme si peu connu que l'on discute encore pour savoir si la cure alcaline active l'assimilation ou la désassimilation. En tous cas, Souligoux a montré que les alcalins sont indispensables aux fonctions de nutrition, et que, sans pouvoir préciser si leur action est hyper ou hyposténisante, elle est une condition essentielle de la vie.

Un certain nombre de propriétés ont cependant été mises en lumière :

Les sels alcalins ont un rôle important dans les phénomènes de diffusion intra-organique. Les propriétés endosmotiques de leurs solutions et la teneur saline qu'ils donnent au sang et à la lymphe facilitent les courants capillaires des liquides interstitiels. Ils règlent, en grande partie, les phénomènes d'entrée des sucs nutritifs dans les éléments cellulaires et de sortie des sucs résiduels. Si leurs proportions sont altérées, toute la physique moléculaire intime est troublée (1).

Une fois entrés dans les cellules, les liquides alcalins pratiquent, en quelque sorte, un lessivage de ces éléments. Si l'on place, en effet, des cellules dans

---

(1) HAYEM, *Loco citato*.

une solution alcaline à 5°/₀₀, on les voit, au micros-
cope, continuer à vivre et se débarrasser peu à peu de
granulations graisseuses et pigmentaires contenues
dans leur protoplasma (1). Ce pouvoir dissolvant est
particulièrement marqué dans le sang.

D'autre part, Chevreuil a montré que le bicarbonate de soude facilite les oxydations intra-organiques,
et Coignard que cette oxydation est plus considérable, lorsqu'il est employé sous forme d'eau minérale.

Cette oxydation et cette transformation porte
surtout sur les albuminoïdes. Les albumines organiques n'ont leurs propriétés que dissoutes dans un
liquide alcalin, dont les sels peuvent former avec
elles des combinaisons, leur faire subir des transformations passagères, en s'unissant à elles ou en
faisant varier leur eau d'hydratation (2).

Certains hydro-carbures ne peuvent aussi s'oxyder
qu'en milieu alcalin. Tels sont la glucose et la
glycérine.

Enfin, Gorup-Besancez a montré l'action saponi-
fiante des alcalis du sang sur les graisses.

Par toutes ces réactions, les alcalins favorisent
l'assimilation à nos tissus des matériaux nutritifs;
mais ils favorisent aussi la désassimilation. Ils neu-
tralisent les acides organiques résultant de la vie

(1) JARDET et NIVIÈRE, *Traité pratique d'hydrologie.*
(2) HAYEM, *loco citato.*

cellulaire et contribuent à leur élimination. Ils transforment, ainsi, l'acide urique en urate neutre de soude soluble. Ils jouent un rôle dans l'absorption et l'élimination des acides chlorhydrique et sulfurique.

Enfin, ils sont un vecteur précieux de l'acide carbonique provenant des combustions, dont ils débarrassent l'intimité cellulaire et jouent ainsi un rôle important dans les échanges gazeux.

Les alcalins amènent donc une modification de la nutrition, et sont utiles, non seulement, à l'assimilation des matériaux nutritifs, mais à la vie cellulaire intime et à l'excrétion des matières usées. Cette médication dite en général altérante, mériterait mieux le nom de modificatrice.

A l'action du bicarbonate, se joint, dans la cure de Vichy, celle des autres principes et sourtout les propriétés dynamiques de l'eau. Son état d'isotonie ne peut qu'accroître les phénomènes moléculaires et multiplier les bénéfices de la cure alcaline.

*
* *

Action sur l'urine. — De cette modification de la nutrition, en résulte une, fort importante, des excréta. Les variations de l'urine sont particulièrement utiles à connaître, car elles servent à mesurer celles du milieu intérieur. Leurs modifications sont de même sens, mais pas toujours exactement superposables, car on doit tenir compte du rôle de sélection du rein.

La quantité d'urine, après être restée stationnaire au début, augmente vers la fin de la cure et cette polyurie est accompagnée de variations analogues de la densité et des proportions des éléments dissous.

Acidité. — Le traitement de Vichy, tel qu'il est pratiqué actuellement, rend, quelquefois, les urines amphotères, assez rarement alcalines. L'alcalinisation systématique n'est plus recherchée comme autrefois. Jégou et Guillot, dans un travail très documenté, ont étudié ces variations de l'acidité et leur signification. (1) Il se sont servis du coefficient d'acidité, rapport de l'acidité réelle à l'acidité normale, et ont démontré :

1° que la diminution du coefficient d'acidité met en évidence l'action alcalinisante des eaux sur la sécrétion urinaire.

2° Ce coefficient augmente dans certains cas, ce qui prouve que l'action des eaux n'est pas purement alcalinisante, si bien que les sujets ayant une acidité inférieure ou supérieure à la normale bénéficient également du traitement minéral. Chez les uns, l'eau diminue l'acidité; chez les autres, elle l'augmente. Cet effet remarquable du traitement est mis en lumière par ce fait que l'on voit le coefficient se

---

(I) JÉGOU et GUILLOT, pharmaciens-majors, Variation du coefficient d'acidité urinaire sous l'influence du traitement de Vichy. *Bulletin des sciences pharmacol.*, 1900, p. 377.

rapprocher de l'unité dans presque la moitié des cas relevés.

3° En se rapprochant de l'unité, il coïncide avec une amélioration, puisque le sucre a diminué, chez les diabétiques, 27 fois sur 38 cas.

4° Enfin, ses variations correspondent à celles de l'acide urique et de l'acide phosphorique démontrant ainsi l'influence du traitement hydro-minéral sur les phénomènes de la nutrition.

La cure de Vichy tend donc moins à alcaliniser les urines, qu'à les ramener à une acidité normale. Elle est, à proprement parler, comme nous l'avons vu constamment, une cure régularisatrice.

Urée. — Ces résultats, nous les retrouvons pour l'urée. Chez les azoturiques, l'urée s'abaisse au moins pendant les derniers jours de la cure; par contre chez les uricémiques, le taux de l'urée se relève par balancement avec celui de l'acide urique et des matières extractives.

Acide urique. — L'acide urique diminue dans de notables proportions, en même temps que l'urée augmente. Moins souvent, sa proportion croît et semble alors correspondre à une suralimentation : 8 fois sur 13, sa diminution correspond à celle du coefficient d'acidité ; 5 fois sur 7, son augmentation à celle de ce coefficient (1).

---

(1) Jégou et Gillot, *Loco citato.*

3

Les variations des matières extractives suivent, en général, celles de l'acide urique et ont la même signification.

Acide phosphorique. — L'acide phosphorique a une élimination parallèle à celle de l'acide urique, sans lui être absolument superposable : 3 fois sur 6, sa diminution correspond à celle du coefficient d'acidité ; 3 fois sur 5, son augmentation à celle de ce coefficient (Jégou et Guillot). Les éléments anormaux, glucose et albumine sont, le plus habituellement, diminués.

* *
*

Crise thermale. — Ces variations ne se font pas toujours d'une façon progressive. Fréquemment, elles sont consécutives à la crise thermale.

Pendant les premiers jours du traitement, l'urine est diminuée, plus dense, riche en matières extractives. Puis vers le 10-12ᵉ jour, surviennent quelques malaises, le plus souvent à peine estompés. Ils affectent, soit un type hépatique, avec congestion du foie, hépatalgie, crise douloureuse (rare à vrai dire) dans les lithiases et la goutte ; soit un type digestif : embarras gastrique, langue saburrale, nausées.

Le tout est accompagné de lassitude, d'un peu de lourdeur de tête ou de céphalée, mais si peu marqué qu'il est extrêmement rare que l'on doive interrompre la cure. A la suite de ces malaises, survient une véritable crise urinaire avec polyurie, azoturie, augmentation d'acide urique et souvent de sucre chez les diabétiques. Puis il ne persiste qu'une légère polyurie, en même temps que les matériaux de l'urine se rapprochent de la normale.

Il semble que cette crise soit l'esquisse d'une réaction organique contre les altérations amenées par la cure alcaline. Ou plutôt, il semble que les déchets de la nutrition cellulaire, entraînés par l'eau dans le sang, provoquent une légère intoxication, se manifestant surtout sur les émonctoires : foie, rein, tube digestif, avant de s'éliminer par la polyurie critique.

Crise post-thermale. — Parfois, mais beaucoup plus rarement et surtout dans les affections à crises douloureuses, surviennent, vers la 5e ou 6e semaine qui suit le traitement, des malaises de même symptomatologie, mais dont la signification est moins nette. Un laxatif et quelques verres d'eau de Vichy tiède suffisent à tout faire rentrer dans l'ordre.

*\
* *

Action sur l'état général. — Il est peu modifié pendant la première semaine de la cure. Après la crise, survient un état d'euphorie remarquable ; toutes les fonctions sont exaltées ; il se produit même un peu d'excitation pouvant aller jusqu'à une insomnie légère. Puis, par suite de l'abondante dépuration, quelques malades ont une sensation de fatigue, de courbature non pénible, mais qui peut persister quelques jours après la cessation du traitement; c'est cette courbature qui a donné naissance à la légende de l'action débilitante des eaux.

Le *poids* suit des variations analogues, mais peu nettes. En général, il diminue légèrement chez les arthritiques, augmente un peu chez les gastro-hépatiques.

Action sur la peau. — Elle est directe et due aux bains qui la décapent ; saponifient et font tomber les lamelles épidermiques usées, améliorant ainsi largement les fonctions de cet émonctoire important. D'autre part, la sueur augmente, ainsi que toutes les autres sécrétions, et contribue ainsi à la dépuration organique. On ne sait pas trop encore si les sels alcalins sont absorbés par cette voie : Röhrig le nie, Lécorché le pense. Mais cette action du bain est accessoire auprès de celle du nettoyage de l'émonctoire cutané.

CHAPITRE III

MÉDICATIONS ADJUVANTES. — GÉNÉRALITÉS.

Cure de boisson. — La cure de Vichy est essentiellement une cure de boisson. L'étude que nous venons de faire de son action sur l'économie le démontre abondamment.

L'eau est bue aux diverses sources, à des doses variables et à des heures également très variées. Il est difficile de formuler même des règles générales à ce sujet. Car la prescription, soigneusement faite par le médecin thermal, diffère suivant les individus plutôt que suivant les espèces et c'est moins l'affection que l'étude directe du malade qui la commande.

Agents physiques. — Mais à la cure de boisson viennent s'adjoindre des éléments adjuvants de premier ordre; nous voulons parler du traitement par les agents physiques (1) : hydrothérapie, massage, mécano et électro-thérapie.

Bains. — Le bain se donne, habituellement, minéralisé au 1/3. Outre le décapage de la peau, il a une action sédative manifeste et convient à tous les malades qui souffrent ou sont sous la menace de poussées aiguës. Mais son action est légèrement débilitante.

Douches. — La douche en jet est, de beaucoup, la plus usitée. De pression et de température variables, elle remplit toutes les indications et se prête, avec une remarquable souplesse, aux effets les plus divers. Courte et froide, elle a un effet excitant et tonique des plus marqués ; plus longue et tiède, elle devient sédative. Tous les modes de transition, douche écossaise, alternative, mitigée, sont également usités. Dans de nombreux cas, la douche générale se combine aux différentes douches locales : s'agit-il de combattre les congestions et hypertrophies d'organes, on a recours aux douches localisées hépatiques et spléniques qui donnent de si bons résultats chez les paludéens (2).

---

(1) Pour plus de renseignements, voir V. RAYMOND, *L'hydrothérapie à Vichy*, conférence faite le 14 mai 1904. In *Caducée* 1er octobre 1904.

(2) V. RAYMOND, Action des douches locales sur l'hypertrophie palustre du foie et de la rate traitée à Vichy. *(Archives de méd. et pharm. mil., août 1904).*

S'agit-il d'obtenir une dérivation vers les parties inférieures du corps, on utilise le bain de pieds ou le bain de siège à eau courante, à température variable.

Dans les cas spéciaux, les bains, douches, inhalations d'acide carbonique viennent joindre leur action anesthésiante et modificatrice au traitement. Il en est, de même, des bains et douches de vapeur.

Douches ascendantes. — La douche ascendante est un lavage intestinal, en général à basse pression et à température assez élevée. Elle est un adjuvant très précieux de la cure. Elle nettoie le rectum et le débarrasse des matières accumulées et des toxines stercorales. Elle exerce une action déplétive et décongestionne la tête et les centres nerveux. Elle combat la constipation qui, souvent, accompagne la cure. Elle a, enfin, une action directe sur la muqueuse intestinale, qu'elle calme et nettoie. Elle est ainsi très utile dans les affections du gros intestin.

Massages. — Les massages généraux modifient puissamment la nutrition; aussi sont-ils très employés chez les arthritiques, soit sous la forme ordinaire, soit sous forme de douche-massage ou massage sous l'eau, dont les effets sont beaucoup plus marqués. Locaux, ils combattent les troubles abdominaux et sont usités sous forme de massage d'organes : intestin, estomac, foie, vésicule biliaire.

Enfin, les derniers venus des agents physiques portent leur appui à la cure : bains de lumière pour les arthritiques et goutteux, mécanothérapie pour les pléthoriques et les constipés.

L'électrothérapie est employée pour combattre les troubles nerveux de tout ordre et particulièment abdominaux.

Dans la combinaison de ces divers traitements avec le régime approprié et les différentes prises d'eau, consiste le rôle du médecin thermal. Sa prescription doit être rigoureusement suivie par le malade, car, la transgresser en deçà ou au delà est s'exposer à obtenir des résultats tout différents de ceux qui sont recherchés.

* *
*

Généralités. — L'âge et le sexe ne donnent lieu qu'à peu de considérations.

Age. — Le traitement peut être utile à tous les âges.

Il est assez rarement indiqué dans *l'enfance*, les affections soignées à Vichy étant essentiellement chroniques et se manifestant peu à cet âge. La cure sera utile aux arthritiques précoces, aux fils de goutteux, de diabétiques, etc. Elle aura de bons effets dans certaines gastro-entérites chroniques de la seconde enfance, avec troubles de la nutrition, hyperacidité. Enfin, les congestions et hypertrophies

hépatiques, le plus souvent secondaires à ces gastro-
entérites, y sont largement améliorées.

Les contre-indications sont les mêmes que pour
les adultes. Elles sont rares, le système circulatoire
étant, en général, indemne chez les enfants ; se méfier,
par contre, de la tuberculose et des néphrites.

La *vieillesse* n'est pas une contre-indication par
elle-même mais par les troubles viscéraux qui
en sont ordinairement le cortège. L'usure organique, les infections successives altèrent, à la
longue, les grands systèmes organiques et particulièrement le cœur, les vaisseaux et le rein. On a,
a-t-on dit, l'âge de ses artères. C'est donc l'artério-
sclérose et la néphrite séniles qui doivent rendre
très-prudents dans l'envoi des vieillards à Vichy.
L'on doit éloigner tous ceux chez qui cœur, vaisseaux,
rein ne sont pas assez indemnes, pour suffire au
surcroît de fonction qu'occasionnera une cure aussi
manifestement hypertensive.

D'autre part, la déchéance sénile est une cachexie
et nous verrons, ultérieurement, que toutes les cachexies ne peuvent qu'être accélérées à Vichy.

Sexe. — Les deux sexes bénéficient également de
la cure.

Les troubles de la croissance et de la puberté,
lorsqu'ils s'accompagnent de symptômes digestifs,
se trouvent bien du traitement dans certains cas,
comme nous le verrons plus tard.

3.

Les diverses phases de la vie génitale de la femme demandent certains ménagements.

Il est bon de n'envoyer à Vichy que dans l'intervalle des règles.

Il faut, d'autre part, se méfier de la ménopause et s'assurer, à ce moment, de l'intégrité du cœur, des vaisseaux et des émonctoires.

Si la grossesse, enfin, ne contre-indique pas une cure urgente, on peut craindre, du 3ᵉ au 5ᵉ mois, l'avortement par hyperhémie considérable des organes génitaux, consécutive au coup de fouet circulatoire. Nous y reviendrons à propos des affections des organes génito-urinaires.

CHAPITRE IV

Maladies de l'estomac.

Les auteurs se sont basés, pour poser les indications de la cure de Vichy dans les dyspepsies, sur le rôle qu'ils attribuent au bicarbonate de soude dans la modification du chimisme gastrique. Nous avons vu combien ce rôle est controversé; aussi leurs divergences ne nous surprendront-elles pas.

Pour Robin, le bicarbonate étant un excitant, Vichy n'est indiqué que chez les hyposécréteurs. Étant pour Hayem, un excitant chez les hyperchlohydriques, un dépresseur chez les hypochlorhydriques, Vichy sera rarement utile. Pour Gilbert, c'est l'inverse; pour Reichmann, il n'a aucune action. Mathieu considère la cure comme utile chez les hyperchlorhydriques modérés.

Comme l'a bien vu Linossier ces conceptions, un

peu théoriques, ne sont pas d'accord avec la réalité et bon nombre de dyspeptiques sont améliorés à Vichy, quel que soit leur chimisme. C'est qu'il faut rechercher l'effet curateur de l'eau, plutôt dans son action sur la muqueuse et sur les modifications humorales, que dans la simple modification chimique du suc gastrique. Il faut, d'autre part, tenir un grand compte de l'influence qu'elle joue sur le fonctionnement de l'intestin et des organes annexes du tube digestif, dont le rôle important dans les dyspepsies se fait jour de plus en plus.

Aussi, doit-on discuter largement l'opportunité de la cure dans les affections avec lésions anatomiques marquées.

Néoplasmes. — Elle est, tout d'abord, complètement contre-indiquée dans les néoplasmes gastriques et n'y a aucune raison d'être.

Par son excitation organique générale, elle accélère la marche de toutes les cachexies. Elle donne un coup de fouet à la rénovation cellulaire et, par conséquent, aux tissus en néoformation.

Localement, elle irrite les ulcérations et risque de provoquer des hémorrhagies. D'autre part, la muqueuse des cancéreux étant très atteinte et l'hypopepsie très avancé, son influence sur la digestion est illusoire sinon nuisible.

A tout cela, se joint un effet moral désastreux. Si le malade ne peut rester à Vichy, ou si son état, comme c'est la règle, ne s'améliore pas, c'est pour lui, lorsqu'il ne connait pas la cause de son affection, un indice sérieux qui le met sur la voie, lui montre qu'il est perdu ; d'où redoublement de la cachexie et accélération de la terminaison fatale.

Pour toutes ces raisons, les cancéreux ne doivent pas venir à Vichy. Le médecin doit résister aux sollicitations de ses malades et pratiquer, dans les cas douteux, un examen très minutieux des organes abdominaux. Le diagnostic, au début, est parfois très difficile et il n'est pas rare de ne le voir se confirmer que pendant la cure, par l'apparition de la cachexie ou d'autres symptômes secondaires.

Ulcère. — L'ulcère en activité, l'ulcère floride constitue, lui aussi, une contre-indication. L'action dissolvante de l'eau alcaline sur le revêtement muqueux altéré, et l'hypertension sanguine générale sont des causes éminemment favorables à l'hématémèse. Il faut éloigner aussi, pour les mêmes raisons, les malades qui sont en instance d'ulcère, dépister les érosions de la muqueuse ne s'étant pas encore traduites par de grands vomissements de sang.

Hyperchlorhydrie. — Ceci nous amène à la discussion fort complexe de l'hyperchlorhydrie.

Rappelons-nous, d'abord, qu'aux doses maxima d'un litre par jour, on ne donne que 5 gr. de bicarbonate, qui sont notoirement insuffisants pour saturer tout l'acide produit ; et que, d'autre part, les petites

doses prises à jeun paraissent augmenter la sécrétion chlorhydrique. Neutralisé dans l'estomac en
presque totalité, le bicarbonate ne peut pénétrer dans
la circulation et agir sur l'organisme. Enfin, la
grande hyperchlorhydrie masque souvent l'ulcère ou
en est le prélude. De fait, les grands hyperchlorhydriques viennent peu à Vichy et n'y reviennent pas.
Si le changement de vie et les pratiques hydrothérapiques paraissent les soulager pendant la cure, ils ont
souvent, quelques semaines après, une réaction
intense et une grande crise douloureuse.

Hypersténie. — Par contre, les hypersténiques,
hyperpeptiques intermittents, ceux dont la muqueuse
gastrique n'est pas ou peu altérée, tirent un bénéfice
sérieux de Vichy. La digestion est hâtée, les fermentations organiques neutralisées, les douleurs tardives
et les vomissements calmés ; mettant ainsi l'organe
dans un état de repos très profitable. Parallèlement, la
nutrition et l'état général s'améliorent.

Il en est de même pour les hyperchlorhydriques
calmés par un traitement préalable, en état de repos
actuel, pour les ulcères depuis longtemps cicatrisés.
L'action orthotrophique de l'eau peut, alors, l'exercer,
amenant la sédation nerveuse et l'amélioration durable.

En résumé, ulcère floride, grande hyperchlorhydrie avec lésions : eaux inutiles ou nuisibles.

Hyperpepsie, hypersténie, hyperchlorhydrie intermittente dans l'intervalle des crises, ulcère cicatrisé depuis longtemps : eaux utiles.

Apepsie. — Ces indications se retrouvent dans l'hypopepsie.

Dans les cas de gastrique interstitielle pure, avec atrophie des glandes, apepsie absolue et cachexie, l'eau de Vichy ne peut, par son coup de fouet général, que hâter la déchéance organique. Localement, elle ne peut remédier à une lésion si absolue. Se méfier, d'ailleurs, du cancer dans ces cas là.

Hyposthénie. — Par contre, dans l'hyposténie simple, avec lésion nulle ou minime, les bons effets de la cure se font nettement sentir. Le nettoyage, l'évacuation de l'estomac améliorent la nutrition. La stimulation générale de l'organisme augmente la sécrétion glandulaire. Enfin la sédation locale des symptômes, le repos de l'organe diminuent les causes d'irritation et empêchent la progression de l'affection.

Dyspepsies sensitivo-motrices. — Le plus souvent, dans les dyspepsies, le trouble chimique n'est qu'accessoire et s'efface devant les grands troubles de la sensibilité et de la motricité. Il est, d'ailleurs, variable dans la même affection et chez le même individu pendant un court intervalle de temps.

A côté des hyperchlorhydriques caractérisés, nombreux sont les malades qui, avec un état habituel de gêne, de paresse digestive, font à l'occasion d'une cause souvent minime, une poussée de chlorhydrie.

Calmer ces estomacs excités, leur éviter les stases
et stagnations de matières fermentées, le contact des
médicaments dangereux par leur action directe ou
leur degré de concentraction, telles semblent être
les indications primordiales du traitement.

Or, nous trouvons dans la cure de Vichy un excel-
lent agent régulateur : par sa température, son dégagement gazeux, son isotonie, l'eau calme les manifestations sensitives et douloureuses ; par son action
légèrement excitante, elle vide l'estomac et enfin,
elle régularise par son influence générale sur l'organisme la sécrétion des glandes digestives.

Aussi la cure est-elle remarquable dans toutes les
dyspepsies vulgaires, dites nerveuses, nervo-motri-
ces, sensitivo-motrices, atoniques, flatulentes, gas-
tralgies sine materia ; ainsi que sur les troubles
réflexes provenant des lésions des autres organes
abdominaux : intestin, foie, rein, utérus, annexes,
etc.

Dilatation. Syndrôme pylorique. — Nous n'avons
pas parlé, jusqu'ici, de la dilatation qui dominait la
pathologie stomacale, il y a quelques années. On
tend à admettre, aujourd'hui, que cette lésion est
assez rare et reconnaît deux causes : un obstacle pylorique ou une faiblesse du tissu musculaire gastrique.

Le syndrôme pylorique (grande dilatation avec
stase le matin, vomissements, ondulations épigastri-
ques) peut être dû à un obstacle intra-stomacal

(épithélioma, ulcère, cicatrice ou sténose) ou à un obstacle extrinsèque (tumeur comprimant le pylore ou adhérences le fixant en position vicieuse). Il n'est pas amélioré à Vichy ; l'eau donne une atténuation passagère des symptômes nerveux mais n'agit pas sur la lésion. Ces malades paraissent, actuellement, justiciables de la chirurgie, lorsque le degré de cachexie est assez prononcé.

Par contre, les pyloriques sans lésion, les pyloriques intermittents, par spasme, sont notablement améliorés. La sédation stomacale, l'effervescence carbonique à la fin de la digestion, ouvrent le pylore sans violence et détendent le spasme. Les pratiques extérieures du traitement, bains, massages, contribuent pour leur part à ce résultat. Si même, le spasme est entretenu par une épine organique minime, la sédation stomacale suffit le plus souvent à le vaincre. L'action réflexe de la lésion génératrice diminue et l'évacuation est de plus en plus facile.

La dilatation par insuffisance de la musculaire beaucoup plus rare, du moins à un degré prononcé, n'est qu'une des formes de l'atonie gastro-intestinale ; nous verrons ultérieurement les bons résultats de la cure de cette affection.

*
* *

Dyspepsies secondaires. — Si l'action de l'eau de

Vichy dans les dyspepsies essentielles est à discuter, nous trouvons, parcontre, des indications très nettes dans une série d'affections mal délimitées, situées au carrefour de la pathologie de l'estomac, de l'intestin, du foie, de la statique abdominale et de la nutrition tout entière. Le trouble stomacal n'est qu'une partie, souvent la moindre de la maladie, mais celle dont les symptômes sont les plus apparents et attirent surtout l'attention du malade.

Sur une série, prise au hasard, de 129 dyspepsies améliorées à Vichy, nous trouvons pour 3 hyperchlorhydries et 11 dyspepsies essentielles, 19 dyspepsies gastro-hépatiques, 28 dyspepsies gastro-intestinales, dont 9 avec retentissement sur le foie, 17 entéroptoses, 23 dyspepsies arthritiques, 27 dyspepsies palustres, 1 dyspepsie tabétique.

Dans ces cas complexes, les malaises sont liés à un trouble général de l'organisme ou à un vice de fonctionnement des organes voisins. L'estomac peut avoir été la porte d'entrée de l'affection. Mais la cause nocive ne s'est pas appesantie sur lui et est allé toucher, de façon plus intense, les organes voisins ou les humeurs, dont le trouble entretient, alors, l'affection stomacale.

Ces dyspepsies relèvent de trois causes :

a) Dyscrasies héréditaires ou acquises : arthritisme avec ses différentes modalités : goutte, diabète, lithiase, etc.

b) Toxi-infections : alcoolisme, paludisme, accompagnées presque toujours de retentissement du côté du foie = dyspepsies gastro-hépatiques.

c) Troubles de la statique abdominale : faiblesse des tissus fibreux, héréditaire ou acquise = Entéroptose.

1° **Dyspepsie arthritique.** — Elle bénéficie très largement du traitement. L'action locale consiste surtout dans la neutralisation des fermentations gastro-intestinales acides, mais elle est minime à côté de l'action générale. Par suite du redressement de la nutrition, le sang fournit un meilleur apport et stimule les glandes digestives qui, à leur tour, donnent des ferments mieux élaborés. Ceux-ci transforment mieux les aliments qui pénètrent sous un état plus parfait d'élaboration et n'en sont que plus facilement oxydés. Le foie excité remplit mieux ses fonctions. L'urine devient moins acide, l'urée et l'acide urique diminuent. Cette action est si nette que l'on peut dire qu'une bonne indication de l'envoi des dyspeptiques à Vichy est fournie par leurs urines. Si acidité, urée, acide urique sont augmentés, les malades seront sûrement améliorés.

Dyspepsie chlorotique. — De l'arthritisme, nous pouvons rapprocher certaines dyspepsies chlorotiques ou de l'anémie des adolescents. Ici aussi, la cure agit par son coup de fouet sur l'ensemble du tube digestif, en même temps que la petite quantité de fer ou d'arsenic, contenue dans certaines sources, rénove la constitution du sang.

2° **Dyspepsies toxi-infectieuses. Dyspepsie gastro-hépatique.** — Dans les toxi-infections, le foie est presque toujours touché en même temps que l'estomac, et, en général, plus que lui. La dyspepsie gastro-hépatique engendrée est éminemment justiciable du traitement de Vichy.

Dyspepsies des pays chauds. — Au premier rang, nous trouvons les dyspepsies des pays chauds. En général uniquement fonctionnelles, elles sont dues à des causes multiples : alimentation vicieuse, abus de conserves, de condiments et surtout d'alcool ; dépression de tout l'organisme par la chaleur, retentissement du paludisme et des infections intestinales, diarrhées, dysenterie, etc.

En quelques jours, l'état saburral disparaît, l'appétit renaît et s'exagère même, les digestions deviennent plus rapides et plus faciles ; plus de pyrosis, plus de pituite. L'ensemble du tube digestif reçoit une stimulation très manifeste, encore plus nette, nous le verrons plus tard, pour les dyspepsies palustres franches.

Dyspepsies gastro-hépatiques. — Nous devons les rapprocher des précédentes, par suite de l'identité des causes : surmenage gastro-hépatique par excès ou mauvaise qualité des aliments et surtout alcool. La dyspepsie éthylique en est le type.

Lorsque l'action nocive du poison n'est pas trop profonde, lorsqu'elle est intermittente ou momentanée, les eaux font merveille. Aussi Vichy est-il par excellence la station de « l'alcoolisme des gens du monde ».

3° **Dyspepsies par trouble de la statique abdominale.** — Elles sont, en général, réflexes et leur histoire complexe est entremêlée à celle de tous les autres organes abdominaux ; nous verrons, en étudiant l'entéroptose, les bons effets de la cure sur toutes les affections de ce groupe.

CHAPITRE V

Maladies de l'intestin. — Troubles de la statique abdominale. — Troubles de la circulation porte.

Comme pour l'estomac, les affections organiques de l'intestin contre-indiquent Vichy : néoplasmes, tuberculose, ulcus en évolution. Se méfier, en particulier, des malades ayant eu du mœlena.

De même, les entérites aiguës, les entérites infectieuses n'ont rien à y faire ; nous n'y reviendrons pas.

Dyspepsies intestinales. — Elles bénéficient largement de l'amélioration des fonctions gastriques, de la neutralisation du chyme résiduel, mais plus encore des modifications de la bile et du suc pancréatique. Les phénomènes réflexes sont calmés, les flatulences diminuent, ainsi que les coliques, en particulier celles des arthritiques.

Atonie gastro-intestinale. — L'action excitante
du traitement se montre surtout dans la cure de
l'atonie gastro-intestinale. Cette affection caractérisée surtout par de la constipation, du ballonnement, du retard digestif et des troubles réflexes,
est souvent liée à une lésion du foie. On trouve,
objectivement, du gargouillement et de l'empâte-
ment dans les fosses iliaques : boudin cœcal, corde
colique.

C'est une maladie des sédentaires, des vieillards,
des femmes. Due, souvent, autant à la faiblesse
des parois abdominales, qu'à l'atonie intestinale
propre, elle se relie par là à l'entéroptose, de même
qu'elle s'apparente aux dyspepsies et aux affections
du foie par les troubles de sécrétion de ces organes.

Très fréquente à Vichy, (28 fois sur 129 dyspepsies) elle y est notoirement soulagée. Après une
période de constipation, l'intestin s'exonère peu à
peu et prend l'habitude de réagir.

Constipation par spasme. — Dans ces dernières
années, une conception nouvelle. s'est introduite
dans la genèse de la constipation : c'est la notion
des spasmes intestinaux. Bon nombre de stases des
matières que l'on croyait, autrefois, d'origine ato-
nique, sont sous leur dépendance. Le spasme est la
défense de l'intestin contre les irritations produites,
soit par des purgatifs, soit par des lésions de sa muqueuse, soit même par la stase fécale habituelle.

Ces affections mises en relief par Sigaud et ses élèves, donnent des sensations particulières à la palpation de l'abdomen. Elles créent des tumeurs fantômes, par suite de portions dilatées succédant à des parties rétrécies, s'accompagnent ou non, de débâcles diarrhéiques, de douleurs irradiées, si bien que Monteuuis a pu appeler un certain nombre des malades qui en sont atteintes des « déséquilibrées du ventre ». Ces malades réclament un traitement local doux, et un traitement général tonique. Vichy, par ses eaux et ses pratiques hydrothérapiques y est absolument indiqué.

Entéro-colite muco-membraneuse. — Parfois, au spasme intestinal, se joint une réaction de la muqueuse, engendrant l'entérite muco-membraneuse. Des nombreuses discussions sur la pathogénie de cette affection, il paraît résulter qu'elle est due à un double trouble, moteur et sécrétoire, spasme et production de muco-membranes. Son origine serait un réflexe à point de départ, soit dans la muqueuse elle-même (lésions minimes, constipation habituelle), soit dans les organes voisins : péritoine, appendice et surtout organes génitaux de la femme. En tous cas, la prédisposition nerveuse apparaît nettement; l'évolution, les caractères même de l'affection ont amené Lyon à l'appeler « entéro-névrose »(1).

(1) LYON, *Pathogénie et traitement des névroses intesti-*

Vichy agit, ici, à la fois sur la lésion muqueuse à l'aide de la douche ascendante ; sur l'état général, nervosisme et surtout neuro-arthritisme, enfin sur les fonctions intestinales.

Appendicite. — Quel rôle peut jouer Vichy dans l'appendicite ? La cure est utile chez les opérés pour combattre les lésions intestinales concomitantes et les troubles dyspeptiques réflexes. Elle a une certaine efficacité contre ces mêmes troubles dans les appendicites vieilles et absolument refroidies. Mais l'eau n'a pas de spécifité et il y a danger à en envoyer de récentes, non opérées et mal refroidies, qui peuvent recevoir un coup de fouet et donner une poussée aiguë.

Diarrhées. — Vichy améliore toutes les diarrhées chroniques dues à un mauvais fonctionnement gastro-intestinal ou gastro-hépatique, en agissant sur leur cause. Il diminue très particulièrement aussi les débâcles séreuses des arthritiques.

Dysenterie et diarrhée des pays chauds. — Mais il a une véritable spécifité pour les diarrhées des pays chauds et les dysenteries chroniques.

Nombreux sont les coloniaux qui viennent s'y débarrasser des derniers vestiges de ces affections. Il semble que la cure agit surtout sur le foie et sur

---

nales et, en particulier, de la colite ou entéro-névrose muco-membraneuse.

4

l'état général, et, par suite, désintoxiqué l'organisme
et améliore les fonctions digestives. L'action directe
est exercée par les lavages intestinaux à l'aide des
douches ascendantes, qui rendent de grands services
dans ces affections.

Mais pour que les malades puissent bénéficier de
la cure, il faut que leur état soit absolument chronique, qu'il n'y ait plus à craindre de poussée aiguë ni
sanglante. L'eau agit favorablement sur la muqueuse
en voie de réparation, mais n'agit pas sur la cause
infectieuse de la maladie, à laquelle elle ne peut que
donner un coup de fouet; c'est une loi que nous
retrouvons à chaque instant.

*
* *

Troubles de la statique abdominale. — Ces troubles sont intimement liés au fonctionnement de l'estomac et de l'intestin, sur lesquels ils agissent par voie
directe ou par réflexe et auxquels ils doivent leurs
principaux symptômes. Le plus important, celui dont
tous les autres ne sont que des modalités, est l'entéroptose ou maladie de Glénard.

Entéroptose. — Très fréquente chez la femme où
elle atteint son maximum de lésions : relâchement
de la paroi abdominale, chute des colons, ptose du
rein droit et parfois du rein gauche, hépatoptose ;
elle a son origine dans les actes de la vie génitale,

dans les variations de tension du ventre consécutives à la grossesse et à l'accouchement et aussi dans
certains détails du vêtement; je veux parler du
corset.

Mais elle est loin d'être rare chez l'homme, où elle
survient après un amaigrissement considérable et
rapide ou à la suite de la régression d'organes, primi-
tivement hypertrophiés.

Chez les deux sexes, elle survient, souvent aussi
sans raison et paraît être une forme de cette dystrophie particulière du tissu fibreux, le plus souvent
héréditaire, dont sont justiciables les hernies, les
varices, peut-être certains emphysèmes. Les ligaments, point d'attache des viscères abdominaux,
amoindris dans leur résistance, se distendent à la
suite d'infections, de fautes d'hygiène ou sans raison.
Les organes ainsi déplacés, parfois même de façon
minime, présentent des troubles fonctionnels ou
occasionnent des troubles réflexes, souvent mal en
rapport avec le peu d'importance de la lésion organique.

La parenté de cette dystrophie fibreuse avec les
autres dyscrasies a été recherchée. On a souvent,
constaté sa coexistence avec l'arthritisme et Glénard
en fait une des dépendances immédiates de l'hépatisme. Ces différentes théories expliquent une partie
de l'action de la cure de Vichy sur ces affections.

Le diagnostic de la grande entéroptose est facile :

le signe de la sangle, les cordes abdominales diverses, la chute du foie et du rein droit le rendent aisé. Il n'en est pas de même des degrés moindres de l'affection, des diverses ptoses.

La *dislocation de l'estomac* due au corset, ainsi que certaines formes d'estomac en sablier, se caractérisent surtout par des troubles digestifs.

L'*hépatoptose* peut être primitive ou consécutive, comme nous l'avons observé dans le paludisme, à une hypertrophie chronique. Le foie, trop longtemps hypertrophié, tiraille ses ligaments suspenseurs qui perdent de leur tonicité, si bien que l'organe, diminuant ensuite de volume sous l'influence du traitement, ne peut plus reprendre sa place normale et reste ptosé.

Le *rein flottant*, avec ses trois degrés, est facile à percevoir par le procédé de Glénard. Rare chez l'homme, il est excessivement fréquent chez la femme et l'on doit même systématiquement le rechercher dans tous les troubles digestifs sine materia.

Dans toute maladie des ptoses, le traitement de Vichy est un complément très utile d'un appareil de contention : sangle ou corset-sangle. L'action régulatrice de l'eau y est très appréciable. L'appétit, si capricieux, s'accroît, les digestions sont moins lentes et moins pénibles. Les selles redeviennent normales ; l'embonpoint enfin augmente, circonstance toujours favorable dans ces affections.

* *

Troubles de la circulation porte. — L'eau, dès son absorption, pénètre dans le système porte, accélère et ranime cette circulation. Aussi est-elle très puissante dans les principaux troubles dynamiques de ce système ; nous voulons parler de la pléthore abdominale, des varices organiques diverses, et particulièrement des hémorrhoïdes.

Pléthore abdominale. — Les pléthoriques sont des sédentaires, de gros mangeurs, souvent des alcooliques, et, comme tels, présentent des troubles gastro-hépatiques, congestion ou même cirrhose au début. Ce sont, en outre, des ralentis de la nutrition, des arthritiques ; d'où faiblesse de leur tissu veineux. De ces multiples causes naît l'insuffisance fonctionnelle de la veine porte, et la cure de Vichy lutte, autant contre les causes que contre l'affection elle-même « Elle reproduit, dit Max Durand-Fardel, (1) la médication désobstruante de l'ancienne médecine. Elle exerce une action résolutive ou fondante sur l'obésité abdominale et celle-ci s'étend à tous les engorgements abdominaux. » C'est donc en activant la nutrition, en diminuant l'obstacle hépatique, en accélérant le cours du sang porte, que la cure combat la pléthore abdominale et cette médication pathogé-

(1) Max DURAND-FARDEL, *Traité des eaux minérales.*

nique est plus durable que la médication déplétive
par saignée séreuse, des laxatifs ou de Carlsbad.

Hémorrhoïdes. — Du même ordre est l'action sur
les hémorrhoïdes. Apanage des constipés, des dyspeptiques d'une part, des arthritiques, des pléthoriques et surtout des hépatiques de l'autre, elles
relèvent des deux mêmes causes : gêne de la circulation porte et faiblesse du tissu veineux. La cure
les améliore toujours. Pratiquement, presque tous
nos malades sont des hémorrhoïdaires, qui, non
seulement, ne présentent pas de poussée aiguë
pendant le traitement, mais partent soulagés. Il y a
indication absolue pour les hémorrhoïdes d'origine
nettement hépatique.

Varices diverses. — Les varices du système porte
ou même de la circulation générale sous la dépendance d'un obstacle hépatique sont également
améliorées : varices de l'œsophage, l'estomac, l'intestin, la paroi abdominale. Mais, il ne faut pas envoyer
les malades pendant une manifestation aiguë de
leur affection et attendre, s'il survient la moindre
hémorrhagie.

CHAPITRE VI

MALADIES DU FOIE. — LITHIASE BILIAIRE. — MALADIES
DE LA RATE.

La cure de Vichy améliore considérablement la
circulation intra-hépatique et possède une action spécifique sur la cellule noble de l'organe; d'où, une
modification notable de la sécrétion biliaire et des
autres fonctions du foie : glycosurie, azoturie, action
sur les poisons et, en particulier, sur les poisons digestifs. Encore, faut-il, pour cela, que les cellules
hépatiques, ou du moins, un certain nombre d'entre
elles, aient conservé leur intégrité. Aussi, le traitement sera-t-il beaucoup plus utile à la période ini-
tiale des affections que lorsque celles-ci sont confir-
mées.

Ces altérations muettes du foie, ces maladies
torpides sont très fréquentes et ne se traduisent,
guère, que par des troubles des systèmes organiques

connexes. On devra les rechercher, systématiquement, chez tous les malades à envoyer à Vichy.

Examen du foie et de ses fonctions. — Le signe
clinique le plus important, comme l'a montré Glénard, est l'examen objectif du foie. Par la percussion,
par la palpation attentive de l'organe, en s'aidant
surtout du procédé du pouce, on arrive à déceler des
modifications dans son volume, sa consistance et sa
sensibilité.

Dans l'immense majorité des cas, à cette période
de début, le foie est hypertrophié, et son hypertrophie peut être totale, trilobaire, ou localisée à un ou
deux des lobes, droit, carré ou épigastrique. Le volume peut être notable et l'on trouve des foies absolument torpides débordant de quatre à cinq travers
de doigt les fausses côtes.

La consistance est variable : le foie peut être dur,
son bord libre présenter un ressaut très prononcé; il
peut être rénitent ou bien mou et souple.

La sensibilité hépatique est un signe de début très
important. Elle demande à être recherchée, particulièrement au niveau du lobe épigastrique, qui, même lorsque l'organe n'est pas augmenté de volume,
est accessible à nos investigations.

On doit étudier ensuite la couleur des téguments,
ictère plus ou moins foncé et particulièrement celui
de l'angle des conjonctives, le xanthélasma, les pru-
·rits divers.

L'exploration simple des fonctions peut être faite par l'examen des urines : recherche et dosage de l'urée, de l'acide urique, de l'urobiline, des sels biliaires, de la glycosurie digestive ou, en cas de doute de la glycosurie alimentaire.

Vient ensuite l'examen des fonctions digestives : périodicité des malaises digestifs à heure fixe ; réveil à la même heure de la nuit; intolérance de certains aliments : lait, graisses, etc.

. Ces signes qui sont ceux de l'hépatisme de Glénard correspondent le plus souvent à une excitation de la cellule hépatique par un poison.

Congestion alcoolique. — Le plus souvent, cette intoxication est alimentaire ou due à l'alcool.

L'alcool domine, en effet, la pathologie hépatique; c'est le poison le plus répandu, le plus diffusible. D'autre part, il présente une affinité particulière pour le foie. C'est au début de l'éthylisme que se trouvent les formes très curables de congestion et de dyspepsie gastro-hépatique. Aussi sont-elles fréquentes dans l'alcoolisme accidentel et passager et surtout dans celui des gens du monde.

Congestion alimentaire. — A côté, relevant du même mécanisme et associée souvent avec elle, se place la congestion des gros mangeurs, des pléthoriques et la congestion secondaire à un trouble digestif ou à la résorption de produits intestinaux toxiques.

Toutes ces affections sont, au premier chef, justiciables de Vichy, ainsi que les glycosuries digestives et certaines formes que Glénard en a rapprochées sous le nom de diabète alcoolique à cause de la similitude d'origine et de lésions objectives du foie.

Cirrhoses. — Lorsque l'intoxication continue à agir, à cette phase de congestion succède une lésion de l'organe, soit que le parenchyme s'altère, soit qu'il y ait participation du tissu conjonctif. La cirrhose se constitue avec ses deux types : hypertrophique ou de Hanot, atrophique ou de Laennec. Il semble, d'après les travaux récents, que la première ne soit qu'un stade de début plus ou moins marqué de l'autre (1).

Lorsque la cirrhose est née, le traitement est encore utile; car il agit sur les cellules restées actives et vivantes dans l'organe, qu'il débarrasse des causes d'intoxication et dont il exalte les fonctions. Le bénéfice est plus considérable dans la cirrhose de Hanot, les lésions étant moindres que dans celle de Laennec.

Ce n'est qu'à la période terminale, à la période de cachexie que les eaux peuvent être dangereuses. Le traitement peut donner alors un coup de fouet au processus, augmenter l'anasarque, les œdèmes et hâter la fin.

Congestions diathésiques. — Le foie réagit aux

(1) CLAUDE, *Soc. médicale des Hôpitaux*, 1er mai 1903. — FOLLET, 12 juin 1903. — GILBERT et LIPPMANN, 2 mai 1903.

intoxications autochtones, comme aux extrinsèques ;
aussi est-il rare qu'il soit indemne dans les affections
de la nutrition. Glénard va plus loin et place dans la
lésion hépatique la cause même de ces maladies. Le
gros foie diabétique, goutteux, celui des lithiasiques,
des obèses, bénéficient largement de la cure et suffisent même, en cas de doute, à créer une indication
des plus nettes.

Congestions toxiques. — Il en est de même du
retentissement hépatique de toutes les intoxications.
Le mercure, l'arsenic, l'oxyde et le sulfure de car-
bone, l'éther, la morphine, la cocaïne et, en général,
tous les poisons minéraux ou organiques diffusibles
rentrent dans cette catégorie. Le plomb doit avoir
une place à part, car le foie est presque toujours
altéré dans le saturnisme chronique et joue, peut-
être un rôle dans la genèse et la symptomatalogie
des coliques de plomb. Quant au phosphore, si
nous n'avons pas d'action sur la dégénérescence grais-
seuse aiguë, nous pouvons, parfaitement, agir sur
l'intoxication chronique. Vichy est donc très favorable, dans les troubles hépatiques de la convalescence
de tous ces empoisonnements ou dans leur forme
chronique.

Foie toxi-infectieux. — Toutes les toxines infectieuses peuvent venir troubler le fonctionnement du
foie. La grippe et la fièvre typhoïde sont des causes
fréquentes, ainsi que les affections digestives, embar-

ras gastrique et diarrhée. C'est dans les maladies des pays chauds, paludisme et dysenterie, que le retentissement est maximum. Il peut alors entraîner, outre les lésions habituelles de congestion, hypertrophie et cirrhose, une véritable inflammation aiguë de l'organe, une hépatite pouvant se terminer par suppuration.

Le traitement, très utile dans les formes chroniques, devient dangereux dans les formes aiguës; nous y reviendrons d'une façon plus détaillée au chapitre des infections des pays chauds.

Congestions mécaniques. — Le type des congestions passives est le foie cardiaque. Dans toutes ces affections, l'indication est posée par l'état du cœur et des vaisseaux. Dans la période terminale, dans celle d'asystolie hépatique correspondant au foie en accordéon de Potain, la cachexie empêche absolument le traitement.

Au début, quand les troubles ne sont pas trop intenses, si le myocarde est suffisant, s'il n'y a pas d'hypertension marquée, si les reins fonctionnent bien, on pourra tirer bénéfice de la stimulation circulatoire du traitement; sinon, il est sage de s'abstenir.

Puerpuéralité. — La puerpuéralité est une cause à la fois toxique et mécanique. Les modifications du foie pendant la grossesse, le rôle actif qu'il joue dans l'élaboration des matériaux nutritifs de la mère et du fœtus, les infections génitales, les troubles de la statique abdominale sont des causes très suffisantes pour expliquer ces altérations. Le sédentarisme, la constipation habituelle, l'usage du corset y ont aussi leur bonne part.

Nécessité du traitement précoce. — Dans toutes ces affections toxiques, alimentaires, infectieuses, mécaniques, la lésion du foie se traduit, au début, par une hypertrophie plus ou moins marquée et un trouble des fonctions, tant biliaires qu'internes. Le traitement de Vichy, en régularisant la circulation hépatique et rectifiant la vitalité de la cellule, amène une régression de tous ces troubles. Ce traitement est d'autant plus actif qu'il est plus précoce, puisque c'est, non sur la lésion constituée, mais sur le trouble dynamique qu'il agit. L'important est donc de faire un traitement aussi hâtif que possible qui donnera une *restitutio ad integrum* à peu près complète.

Hyper et hypohépatie. — On a classé, dans ces dernières années, les troubles fonctionnels du foie en hyperhépatie, hypohépatie et anhépatie. L'hyperhépatie correspond à la période de début, souvent latente; puis, la cellule épuisée ne peut plus accomplir ses fonctions et survient l'hypohépatie ou petite insuffisance. La période finale est l'anhépatie ou grande insuffisance.

La limite exacte entre l'hyper et l'hypohépatie est assez difficile à apprécier en clinique. Les signes de

5

petite insuffisance indiqués par les auteurs (1) : glycosurie alimentaire, hypoazoturie, hypertoxicité urinaire, urobilinurie, indicanurie, glaucurie de Chauffard, ne peuvent guère être recherchés chez nos
malades, et force est de nous en tenir aux signes cliniques indiqués plus haut.

D'ailleurs, Vichy semble agir également sur l'hyper
et sur l'hypohépatie modérée. Il semble, seulement,
que l'amélioration ne survient, en cas d'excès de fonction, qu'après une crise thermale plus ou moins
marquée et un épuisement de la cellule noble. Quand
arrivent les signes de grande insuffisance, de cachexie
hépatique, le traitement est absolument inutile et
même dangereux.

En résumé, tant que la cellule n'est pas irrémé-
diablement compromise, tant qu'une portion de
l'organe remplit à peu près ses fonctions, Vichy est
indiqué. En présence de la déchéance absolue de
l'organe, Vichy ne peut que hâter la fin. Plus précoce
sera la cure, plus elle sera efficace.

*
* *

Infections biliaires. — A côté de ces affections
d'origine sanguine, s'en trouve une série non moins

---

(1) CHAUFFARD, *Un Traité de Médecine* de BOUCHARD et
BRISSAUD. — DUCAMP, *Insuffisance hépatique.* Rapport au
Congrès de Toulouse, 1902.

importante, d'origine biliaire. Il est démontré, aujourd'hui, que la grande majorité d'entre elles est due à une infection des canaux biliaires. Cette infection peut être spécifique (bacille d'Eberth) ou due aux hôtes habituels de l'intestin (bacterium coli) dont la virulence est exaltée par une cause intestinale surajoutée ou par un obstacle au cours de la bile.

Cholémie familiale. — Pour expliquer la fréquence de ces infections et leur limitation à certains indivibus, Gilbert et Lereboullet ont émis, dernièrement, leur théorie de la cholémie familiale(1). De même que Glénard, dans sa théorie de l'hépatisme, admet que la cellule hépatique a, héréditairement, une plus grande facilité à s'altérer chez certains individus ; de même ces auteurs ont démontré, dans certaines familles, la fréquence de la cholémie et la vulnérabilité de l'arbre biliaire aux infections. Tous trois ont mis, de nouveau, en évidence le rôle de l'ancien *tempérament bilieux* et placé dans l'hérédité une cause importante des affections du foie.

Ictères. — Ceci posé, chez un prédisposé ou accidentellement, chez un homme sain, l'infection biliaire donne une série de maladies, qui, en allant des plus graves aux plus bénignes, sont : l'ictère

(1) GILBERT et LEREBOULLET. Cholémie familiale *Société médicale des hôpitaux*, 2 novembre 1900 — 9 mars 1901 — 17 mai 1901.

grave, l'ictère à rechute ou maladie de Weil, l'ictère catarrhal simple, et l'ictère a crapula. Puis vient l'ictère acholurique simple de Gilbert et Lereboullet avec ses deux modalités : cholémie subictérique et cholémie anictérique, correspondant à l'ancien tempérament bilieux et dont la lésion est l'angiocholite chronique oblitérante.

L'*ictère grave*, accompagné du syndrome d'insuffisance hépatique, n'est pas du ressort de Vichy ; il en est de même des autres ictères dans la période infectieuse, fébrile ; les fébricitants, d'une façon générale, ne bénéficiant pas de la cure.

Mais l'indication se pose très nette, dès que l'orage infectieux est calmé, contre toutes les formes d'*ictère subaigu ou chronique.*

La bile rendue plus fluide, est plus facilement évacuée vers l'intestin, réalisant ainsi une meilleure asepsie des canaux excréteurs. D'autre part, la cellule hépatique est débarrassée des matériaux de la bile qui l'intoxiquaient et reprend un fonctionnement normal. Les pigments et sels biliaires en circulation sont éliminés pas l'urine.

Le teint s'éclaircit, les digestions s'améliorent, la dyspepsie gastro-intestinale rétrocède, les matières se recolorent, les graisses sont mieux digérées et les urines finissent par reprendre leur teinte normale.

Action prophylactique. — Le traitement est non moins utile dans les cas atténués de cholémie, avec ou sans subictère, avec ou sans cholurie. Le diagnostic assez délicat se fait, pratiquement, par les antécédents hépatiques personnels ou familiaux du malade et par les symptômes associés : dyspepsie, neurasthénie, urticaire, prurit.

Chez ces malades, Vichy a une action, en quelque sorte, prophylactique et constitutionnelle ; il leur évite les poussées d'ictère en puissance et les débarrasse d'une foule de malaises gênants. Nous voulons parler de ces urticaires et prurits tenaces, généralisés ou localisés, qui paraissent être l'apanage des cholémiques.

Cirrhose biliaire. — Il n'est pas jusqu'à la forme chronique par excellence de la maladie, la cirrhose biliaire qui ne soit améliorée à Vichy, lorsque le foie a conservé un peu de vitalité et que les cellules non encore altérées sont en nombre suffisant pour retrouver sous l'action tonique de l'eau un regain de fonctionnement.

Ictère polycholique. — Tous les ictères ne sont pas dus à la rétention biliaire. Quelques-uns, dont la pathogénie est encore discutée, paraissent dus à une production exagérée de la bile : ce sont les ictères polycholiques, fréquents surtout dans les affections bilieuses des pays chauds. Ces formes particulières d'hyperhépatie se trouvent fort bien de la cure de Vichy.

Ictère urobilique. — Enfin, à côté des ictères à

pigments normaux, s'en trouvent d'autres à pigments anormaux. C'est l'ancien ictère hémaphéique de Gubler. Il paraît dû à une rétention d'urobiline. Là surtout, la fonction biligénique de la cellule hépatique étant rectifiée, la formation d'urobiline diminuera sous l'influence du traitement. Le pigment qui est déjà dans les tissus sera éliminé, par suite de la meilleure irrigation de l'organisme et particulièrement du rein.

Tumeurs du foie. — Les néoplasmes, les kystes hydatiques et la tuberculose du foie n'ont rien à faire à Vichy. Il n'en est pas de même de l'hépatite syphilitique. En associant la cure thermale à un traitement spécifique sérieux qu'elle aide à tolérer, on peut obtenir de notables améliorations, à condition que la lésion n'ait pas compromis la vitalité d'une trop grande partie de l'organe.

* *

Lithiase biliaire. — La lithiase biliaire est une des maladies les plus améliorées à Vichy. Les fréquentes crises de coliques hépatiques survenant pendant et après le traitement prouvent son énergie. Mais le mécanisme de la cure reste assez mystérieux, comme d'ailleurs, la pathogénie même de l'affection.

Action pathogénique de la cure. — La lithiase

est rangée par les uns dans le groupe des maladies de la nutrition. Par suite de l'hyperacidité organique, les pigments et la cholestérine ne peuvent rester en dissolution dans un liquide trop peu alcalin ou peut-être trop riche en sels de potasse (Bouchard).

Pour les autres, son origine est une angiocholite desquamative de la muqueuse biliaire, provenant d'une infection subaiguë par le bacille d'Eberth ou le b. coli.

Cette angiocholite est facilitée par toutes les causes de stagnation biliaire : corset, atonie des parois de la vésicule chez les vieillards, etc. Autour des lambeaux d'épithélium desquammé, la cholestérine et les pig ments de la bile stagnante se déposent : d'où la formation des calculs.

Deux faits sont indéniables : la fréquence de la lithiase chez les arthritiques, la présence non moins fréquente de microbes dans les calculs. Il semble donc qu'à la suite d'une prédisposition due, soit à une maladie de la nutrition modifiant la composition chimique de la bile, soit à un obstacle gênant le cours de ce liquide, la formation des calculs est due à une lésion endothéliale consécutive à l'infection.

Dans ces conditions, l'eau de Vichy agit en alcali-nisant la bile d'une part, en déterminant une chasse biliaire abondante de l'autre.

Évacuation des calculs. — La bile alcaline ne dissout pas les calculs préformés, mais le mucus qui les agglomère. Plus fluide, sinon plus abondante, elle augmente la pression intra-vésiculaire, mobilise les calculs et les repousse vers l'intestin. Le péristatisme des canaux biliaires est exalté par le contact d'une bile normale et la vésicule évacue ainsi, tout ou partie de son contenu. Cette chasse peut se faire lentement, sourdement, accompagnée seulement de quelques malaises ou bien éclatent une ou plusieurs coliques franches.

Action anti-diathésique.— La cure, non seulement facilite l'expulsion des calculs, mais surtout prévient leur récidive, en modifiant le terrain. La dyscrasie acide combattue, les matériaux nutritifs mieux élaborés, les fonctions hépatiques améliorées, fournissent une bile normale, fluide, alcaline, à matériaux bien dissous, qui fait un lavage abondant des voies biliaires et en pratique l'asepsie mécanique. L'épithélium vésiculaire modifié lutte mieux contre l'infection et les fibres lisses, reprenant de l'énergie, empêchent la stagnation.

La cure de Vichy s'impose à toutes les périodes de la maladie.

Prélithiase. — Elle est très efficace dans la série d'accidents dyspeptiques et hépatiques, qui constituent la prélithiase. Ils ont tous les signes cliniques des dypepsies gastro-hépatiques, dont ils offrent un type très net. Leur prédominance chez le vieillard, la femme; leur coexistence avec la stase intestinale, la maladie du corset, les phases de la vie génitale; le caractère paroxystique des crises mettent sur la voie du diagnostic. Tous les autres accidents prélithiasiques : palpitations, dyspnée, migraines, vomissements, sont aussi tributaires de Vichy.

Lithiase confirmée. — Lorsque les premières coliques ont éclaté, la cure doit être aussi précoce que possible. Elle sera très efficace si les calculs sont petits et surtout s'ils ne sont encore qu'à l'état de sable ou de boue biliaire. Il est bon d'attendre que la dernière crise soit calmée depuis quelque temps, pour ne pas joindre à la fatigue qui en résulte, celle du traitement.

Crise thermale et post-thermale. — Parfois, en effet, du 7e au 14e jour, éclate une colique plus ou moins violente. Elle précède l'évacuation de la vésicule que l'on ne perçoit plus alors, quand on la sentait auparavant à la palpation. Le plus souvent, cette crise est remplacée par une série de malaises : inappétence, embarras gastrique, douleurs sourdes avec élancement dans le flanc ou vers l'épaule droite. Il est utile de bien connaître ces accidents, car, souvent, ils déroutent et effrayent les malades, qui pourraient d'eux-mêmes interrompre leur cure sans en retirer tout le bénéfice.

Chez d'autres, la crise peut-être post-thermale et éclater cinq à six semaines après le retour de Vichy. Les deux espèces de crises peuvent, d'ailleurs,

5.

coïncider chez le même malade. Le traitement est celui mis habituellement en usage en pareille circonstance : enveloppements chauds, bains, morphine, etc. Il peut être utilement complété par une cure d'eau transportée : un verre à prendre tiède, une heure avant chaque repas, pendant une quinzaine de jours.

Ces crises correspondent, comme pour les autres affections, aux périodes d'action maxima du traitement sur le foie. L'orage passé, le malade retrouve le calme, son appétit renaît, ses digestions s'améliorent, ses douleurs disparaissent et il voit ses crises de coliques s'espacer largement et même disparaître, s'il suit un régime approprié.

Il est bon, d'ailleurs, que les lithiasiques reviennent à Vichy de temps en temps, même s'ils n'ont pas eu de poussée aiguë, pour combattre leur diathèse et faire un nettoyage de leur foie et de leurs voies biliaires.

Foie lithiasique. — Le foie est, en effet, fréquemment atteint dans la lithiase. Sur 44 cas relevés nous le trouvons hypertrophié 24 fois (2 sur 10 chez la femme, 22 fois sur 34 chez l'homme). C'est, au début, un foie souple, douloureux ou sensible à la pression et l'hypertrophie peut être limitée à un ou deux lobes. Plus tard, l'hypertrophie est trilobaire et le foie devient dur et indolent. Ce foie lithiasique doit toujours être recherché, car s'il existe, il est une indication formelle, même si les coliques ont cessé depuis longtemps.

Lithiase compliquée. — Les complications les plus fréquentes sont la rétention et l'infection.

Rétention. — La rétention due à l'enclavement d'un calcul dans les canaux excréteurs : cholédoque, cystique ou hépatique, quand elle est récente et bien tolérée, est justiciable de Vichy. Il arrive souvent que, sous les multiples influences analysées plus haut, le calcul se désenclave et sorte par les voies naturelles. En tout cas, le traitement thermal lutte contre l'ictère et l'intoxication biliaire. La jaunisse diminue, l'élimination urinaire augmente et les troubles concomitants, prurit, urticaire, etc., s'amendent. En même temps, le volume du foie hypertrophié diminue.

Mais si la rétention est absolue, si toute intervention médicale, y compris une saison à Vichy, est inutile, la maladie devient justiciable de la chirurgie, qui rétablit le cours de la bile par une des opérations usitées.

Le malade guéri, Vichy reprend ses droits, et est très utile pour empêcher le retour des accidents par son action sur la dyscrasie, sur le foie, qui est toujours alors très altéré, et sur les fonctions digestives. Mais pour tolérer la cure, il faut que le malade soit absolument guéri de son intervention, qu'il n'y ait ni fistule, ni menace d'infection d'aucune sorte et que son état général soit assez remonté pour lui permettre de faire les frais du traitement.

Infection. — L'infection des voies biliaires est une complication beaucoup plus grave et la fièvre hépatique intermittente, ou continue, contre-indique absolument Vichy, qui ne peut que hâter l'éclosion d'accidents septiques.

*
* *

Maladies de la Rate. — Les affections de la rate, encore si mal connues, sont caractérisées, comme celles du foie par trois troubles principaux; congestion, hypertrophie, sclérose. Suivant l'intensité de la cause nocive et surtout suivant sa durée, l'un ou l'autre est plus ou moins prédominant. Si, comme pour le foie, nous sommes désarmés devant la sclérose, nous avons une action sérieuse sur la congestion et l'hypertrophie. La différenciation est, d'ailleurs, difficile ; car nos seuls moyens d'exploration, ou à peu près, sont la percussion et la palpation de l'organe.

Les principales affections de la rate sont dues à des infections ou intoxications d'origine sanguine ou à des troubles circulatoires.

Congestions actives. — Elle sont mal connues et consécutives aux infections et intoxications. La rate réagit dans toutes les grandes pyrexies, fièvre typhoïde, etc., et surtout dans la malaria. C'est là que nous trouvons les rates grosses, molles, débordant jusqu'à l'ombilic, les rates tuméfiées remplissant tout le flanc ou enfin les rates contractées scléreuses. Elles servent de réceptacle à l'hématozoaire et sont encombrées de pigment. Leur histoire est intimement liée à celle du paludisme et nous l'étudierons avec lui.

Souvent, l'organe hypertrophié et enflammé contracte des adhérences avec les plans voisins. La *périsplénite* est une complication très tenace; elle n'est améliorée que par la diminution de l'organe qui supprime les tiraillements douloureux sur les adhérences. Vichy, favorisant cette diminution, trouve donc une indication formelle dans les périsplénites.

Congestions passives. — Elles sont consécutives à une stase porte, le plus souvent sous la dépendance d'un obstacle hépatique: « le foie commande à la circulation portale et notamment à la circulation splénique comme le cœur à la circulation veineuse générale et notamment à la circulation hépatique »(1).

Suivant le degré de l'affection et les causes secondes, parmi lesquelles l'altération du sang par les produits mal modifiés par le foie, joue un grand rôle, nous aurons des splénomégalies avec hépatomégalie, des

(1) GILBERT et LEREBOULLET. La rate hépatique. *Société de biologie*, 12 novembre 1904.

splénomégalies avec ictère ou des splénomégalies dites primitives.

Dans tous les cas, Vichy amène une diminution de volume par son action sur la circulation porte et surtout par l'amélioration de l'irrigation et des fonctions hépatiques.

Affections malignes. — Par contre, les affections malignes de la rate, splénomégalie de la leucémie et de la lymphadénie, ne sont pas soulagées et peuvent être aggravées; il en est de même des tumeurs et abcès de l'organe.

En résumé : deux catégories d'affections spléniques sont nettement justiciables de Vichy.

1° les hypertrophies d'origine palustre,

2° les splénomégalies d'origine hépatique (rate hépatique).

CHAPITRE VII

L'action modificatrice de la cure sur le milieu intérieur ne peut que faciliter les fonctions du rein, son principal émonctoire. En même temps, le lavage abondant de cet organe excite sa sécrétion. Encore faut-il que le parenchyme rénal soit suffisamment sain pour suffire à éliminer les poisons cellulaires dissous et mis en circulation par le traitement, et qu'il ne soit pas atteint d'une affection à laquelle cet excès de fonctionnement pourrait donner un coup de fouet.

Néphrites. — Aussi toutes les néphrites aiguës, toutes les néphrites récentes doivent-elles être éloignées de Vichy: on s'exposerait à voir survenir une insuffisance aiguë du rein et de l'urémie.

Lorsque les néphrites épithéliales sont passées à l'état absolument chronique, la cure est utile pour faire disparaître les dernières traces d'albumine, mais il est nécessaire que celle-ci ne soit pas trop abondante.

Les néphrites interstitielles ne sont justiciables de Vichy qu'aux périodes de début, et encore la cure est-elle moins dirigée contre la maladie rénale que contre la cause génératrice, le plus souvent l'arthritisme.

Mais lorsque la néphrite n'est plus latente, lorsque le cœur est touché, lorsqu'il y a hypertension manifeste, albuminurie très marquée, œdème, il vaut beaucoup mieux s'abstenir.

Il en est de même des infections ascendantes, pyélite et pyélo-néphrite que la cure n'améliore que lorsqu'elles sont liées à la lithiase.

Albuminurie. — L'albuminurie par elle-même n'est ni une indication, ni une contre-indication.

Fonctionnelle, elle est très améliorée, elle est alors liée à une mauvaise élaboration digestive ou à un vice de nutrition sur lesquels la cure de Vichy a grande action.

C'est le cas des albuminuries digestives, nerveuses, d'une part; diathésiques de l'autre, liées à la goutte, au diabète, aux lithiases, bref à toutes les formes de l'arthritisme, sans oublier l'albuminurie cyclique des jeunes gens, qui en est une des plus précoces. Dans tous ces cas, l'albumine toujours peu abondante diminue manifestement et souvent disparaît ou ne persiste plus qu'à l'état de traces.

Parmi les albuminuries organiques, sont également améliorées toutes celles qui sont l'indice d'une affection rénale des arthritiques : néphrite goutteuse, diabétique ou calculeuse. C'est seulement lorsque la néphrite est très avancée, mal compensée, quand l'hypertension est marquée et l'urémie à craindre, que nous trouvons une contre-indication.

Cystites. — Ici de même, les cystites aiguës, infectieuses ne peuvent recevoir qu'un coup de fouet.

Chroniques, elles bénéficient du lavage et de la rénovation des épithéliums. L'amélioration est surtout marquée dans la cystite des arthritiques et dans celle des calculeux, à condition que même ces dernières soient absolument torpides.

Hématurie. — L'hématurie, quelle qu'en soit la cause, est une contre-indication. Le traitement, par l'hypertension circulatoire qu'il donne, ne peut que prolonger et augmenter ces hémorrhagies. De plus, elles sont souvent l'indice d'états morbides que le traitement ne peut qu'exacerber : tuberculose, tumeurs, etc.

Uréthrites. — Les uréthrites reçoivent un coup de fouet très net de la cure. Même torpides, indolentes, elles peuvent redonner un écoulement aigu intense et douloureux, nécessitant l'interruption du traitement. Il est donc inutile d'envoyer des malades atteints de blennorragie par trop récente ou mal guérie; ils verraient leur écoulement recommencer de plus belle.

*
* *

Affections génitales de la femme. — L'eau avance les règles qu'elle rend abondantes et faciles. Aussi est-il bon d'envoyer les malades entre deux périodes cataméniales. Les règles, si elles n'interrompent pas la cure de boisson, peuvent fatiguer la malade et nécessiter le changement de la prescription hydro-thérapique.

Le traitement donne de bons résultats dans l'amé-norrhée et la dysménorrhée, en provoquant et facili-tant l'écoulement menstruel, mais surtout en amé-liorant la cause générale de ce trouble fonctionnel : arthritisme, cholorose.

Vichy agit aussi sur les métrites anciennes, surtout quand elles sont liées à un état constitution-nel. Il y a parfois, pendant la cure, une période d'exacerbation, précédant la sédation. Aussi, ces métrites doivent-elles être passées absolument à l'état chronique, car cette exacerbation pourrait se transformer en une reprise de l'état aigu.

Bien entendu, toutes les ménorrhagies ne peuvent qu'être augmentées.

La *grossesse* permet la cure, surtout lorsqu'elle est

déjà assez avancée. Il faut se méfier au 3me ou 4me mois des fausses couches qui peuvent être facilitées par l'action hypertensive des eaux. Il vaut donc mieux, lorsqu'un traitement est nécessaire, laisser passer cette période dangereuse.

La ménopause présente souvent des troubles très justiciables de Vichy ; avoir soin seulement d'examiner le cœur et les vaisseaux.

*
* *

Lithiase urinaire. — On distingue trois sortes de gravelle : la gravelle phosphatique, la gravelle oxalique et la gravelle urique . Les deux premières sont dues à des causes locales, la troisième à des causes générales, constitutionnelles.

Gravelle phosphatique. — La gravelle phosphatique, causée par des dépôts de phosphate et de carbonate de chaux dans les tubes excréteurs, est une gravelle alcaline. Le traitement agit par le lavage abondant, qui modifie le catarrhe vésical lithogène, tandis que l'acide carbonique entraîné en circulation par les eaux froides, et surtout celle des Célestins, dissout les dépôts phosphatiques.

Gravelle oxalique. — Ici, comme dans là précédente, paraissent surtout agir le lavage et la diminution de la congestion rénale qui en résulte.

Gravelle urique. — Mais c'est sur la gravelle urique

que Vichy agit avec une véritable spécificité. Elle
paraît due à un excès de formation d'acide urique
dans l'économie, à une hyperacidité des urines qui
empêche cet acide de rester en dissolution à l'état
d'urate acide de sodium, enfin peut-être, à une cause
lithogène locale.

La cure répond à cette triple pathogénie. Elle modifie la nutrition et empêche la formation en excès
d'acide urique. En alcalinisant les urines, elle le
maintient en dissolution ou le redissout, enfin elle
lave le rein et rénove ses épithéliums.

Période latente. — Au début, la cure combat surtout l'arthritisme et l'uricémie. Elle diminue aussi les
douleurs lombaires, souvent unilatérales et irradiées
le long des uretères. Elle éclaircit les urines, fait
disparaître leur aspect boueux et leur dépôt de sable
rouge, enfin elle combat les troubles concomitants ou
alternants : albuminurie cyclique, migraine, neurasthénie, goutte, etc.

Gravelle confirmée. — Plus tard, dans la gravelle
confirmée, le traitement favorise la migration des
calculs, espace les crises en diminuant la production
des graviers.

Il faut, comme pour la lithiase biliaire, ne pas envoyer les malades trop près de leur dernier accès.

Plus rarement que dans cette dernière, survient
en effet, une colique néphrétique thermale.

Par contre, à la suite de la mobilisation des calculs,

il peut survenir, pendant les 5 à 6 semaines qui suivent la cure, une série de coliques plus ou moins franches correspondant à l'évacuation des bassinets. Il y a lieu de favoriser cette évacuation par l'absorption de boissons diurétiques en assez grande quantité.

C'est pour cela, d'ailleurs, qu'à Vichy même les malades usent, non seulement d'eaux thermales destinées à combattre leur uricémie, mais aussi d'eaux froides, Célestins, Parc, beaucoup plus diurétiques et faisant un meilleur lavage de l'arbre urinaire.

Les calculeux se trouveront bien de revenir, de temps en temps, à Vichy, même s'ils n'ont plus de crises, pour faire un traitement prophylactique, combattre leur uricémie et les troubles arthritiques concomitants.

Complications de la gravelle. — Les contre-indications naissent des complications de la gravelle : *Coliques subintrantes* et cachexie consécutive.

Grande fréquence des *hématuries* vésicales ou calculeuses. On devra même attendre que les hématuries modérées soient calmées, avant d'envoyer le malade, la cure ne pouvant que les augmenter.

Hydronéphrose. — Il est inutile d'augmenter la tension du liquide dans la poche.

Pyélo-néphrite. — Il faut tenir compte, surtout, de l'état du rein, qui fait l'indication. S'il y a peu de pus, peu d'altérations de l'organe, pas de signes d'insuffisance rénale, Vichy est utile. Si les signes d'infection prédominent, Vichy est nuisible, car il peut donner un coup de fouet ou provoquer l'urémie.

CHAPITRE VIII

Appareil respiratoire. — Les affections catarrhales des voies respiratoires supérieures se trouvent bien de gargarismes, lavages, pulvérisations à l'eau de *Chomel*. Il en est de même des rhinites, pharyngites, laryngites, ainsi que des affections de la bouche: stomatites et gingivites.

D'autre part, toutes les maladies respiratoires relevant de l'arthritisme, subissent le contre-coup de la médication générale de cette dyscrasie: certaines formes d'asthme, d'emphysème, de bronchite chronique en bénéficient de cette façon.

* *
*

Appareil circulatoire. Sang. — Quelques affections du sang sont justiciables de Vichy. La chloro-anémie avec troubles digestifs marqués et retentissement hépatique, est largement améliorée par l'eau des sources ferrugineuses et arsénicales, et par l'hydrothérapie. Il en est, de même, de l'anémie dès jeunes gens, liée à des troubles digestifs de croissance. Enfin, l'anémie consécutive aux intoxications et infections, lorsqu'elle s'accompagne de troubles dyspeptiques et hépatiques, y est très sérieusement combattue. Le type en est l'anémie coloniale que nous étudierons bientôt.

Par contre, les anémies pernicieuses, les leucémies ne peuvent qu'être exagérées par la fatigue de la cure; se méfier des splénomégalies leucémiques.

Système cardio-vasculaire. — A côté de cela, le système cardio-vasculaire nous offre une des plus sérieuses contre-indications au traitement.

L'eau introduite en grande quantité dans la circulation élève rapidement la tension sanguine et augmente le travail du cœur. Il faut donc que ce dernier puisse suffire à une tâche accrue et que les vaisseaux soient assez résistants pour supporter une augmentation de pression.

Cœur. — **Myocardite.** — Du côté du cœur, c'est surtout de la myocardite plus ou moins latente que l'on doit se préoccuper. A la rigueur, une lésion valvulaire minime et parfaitement compensée peut permettre un traitement modéré, quand il est commandé par une affection indépendante. Mais tout cœur mou, intermittent, arythmique, à bruits mal frappés ; tout cœur dilaté sans hypertrophie, bref tout cœur en imminence d'asystolie contre-indique absolument Vichy. On doit se méfier des essoufflements, de la dyspnée, rechercher les œdèmes prémalléolaires. En résumé, toute lésion non compensée largement, toute faiblesse marquée du myocarde doit faire éliminer les malades.

Vaisseaux. — Hypertension. — L'indication est encore plus formelle du côté des vaisseaux. Ici, le danger est la congestion cérébrale et surtout l'hémorrhagie. Une hypertension légère d'origine toxique ou dyscrasique, avec des artères saines et des émonctoires en bon état, peut permettre un traitement, s'il est motivé par d'autres causes et même en être améliorée. Mais on doit rejeter tous les artério-scléreux avérés, à artères dures, à crosse aortique dilatée, atteints de néphrite interstitielle, de congestion céphalique habituelle, ceux surtout qui ont déjà présenté des signes cérébraux ou bulbaires. Ce sont ces malades, qui ne voulant pas consulter de médecin, et abusant des eaux, présentent ces poussées de congestion ou même ces morts subites par hémorrhagie cérébrale, qui ont fait une si mauvaise réputation à Vichy.

Il faut donc examiner, attentivement, la base du cœur, l'aorte, les artères ; se méfier des syphilitiques,

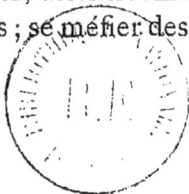

6

des vieux paludéens, des vieux arthritiques, diabétiques et goutteux ; bref de tous les malades dont l'affection se localise plus ou moins facilement sur le système vasculaire.

Hémorrhagies. — L'hypertension favorise les hémorrhagies de toutes sortes. De plus, l'eau alcaline en modifiant la crase du sang facilite son issue hors des vaisseaux. Aussi doit-on se défier de toutes les lésions pouvant saigner : hémoptysies, hématémèses, mœléna, hématuries, métrorrhagies, épistaxis. Lorsque ces écoulements sanguins sont marqués, ils interdisent la cure. Il en est de même de l'hémophilie et des anévrysmes de toutes les régions et surtout de l'aorte.

Les varices organiques ulcérées : œsophage, estomac, etc., commandent la même abstention.

Par contre, un certain nombre d'épistaxis, purpuras, etc. dépendant d'un trouble circulatoire hépatique bénéficient de la cure, par suite de l'amélioration de la circulation porte. Néanmoins, ces malades, ainsi que ceux chez qui on soupçonne des varices organiques, devront être très surveillés.

Angine de poitrine. — Enfin, l'angine de poitrine vraie avec lésions, quelle que soit son origine, est une contre-indication absolue. Certaines fausses angines toxiques dues au paludisme, à la goutte, aux affections de l'estomac et du foie, sont améliorées en même temps que l'affection qui les a engendrées, mais commandent une surveillance très active des malades.

⁎

Système nerveux. — La cure n'a pas d'action spécifique sur les lésions des centres nerveux. On devra même la redouter chez les malades ayant eu des ictus apoplectiques, présentant une tendance à la congestion des centres, ou offrant des signes d'affection cérébro-médullaire en évolution rapide.

Il en est de même, dans l'épilepsie, les formes graves de l'hystéro-épilepsie, les psychoses, où son action congestive et excitante peut amener l'exagération des accidents convulsifs ou psychiques.

La grande majorité des affections torpides du système nerveux est indifférente et n'empêche pas la cure quand elle a une autre indication. Celle-ci peut même calmer certains troubles digestifs, d'origine nerveuse, notamment ceux du tabès.

L'action du traitement est, par contre, très marquée sur les troubles fonctionnels d'origine toxique et sur certains troubles réflexes.

Neuro-arthritisme. — Les intoxications organiques retentissent plus ou moins sur le système nerveux, surtout lorsqu'elles sont minimes et répétées. L'intoxication acide de l'arthritisme nous en offre le type le plus net.

Chez le jeune homme, elle se traduit par des

migraines tenaces, accompagnées ou non de vomissements. Plus tard, se développent des troubles spéciaux connus sous le nom de neuro-arthritisme. Ils
affectent, en général, la forme neurasthénique :
dépression, hypochondrie, agoraphobie, céphalée,
troubles digestifs, ou bien agitation et insomnie. Ils
sont accompagnés de modifications urinaires impor-
tantes : diminution de la quantité de l'urine et de
l'urée, augmentation de l'acidité et de l'acide urique,
souvent déperdition de phosphates.

Le traitement, en rectifiant le métabolisme intérieur, diminue l'intoxication ; d'où une sédation
manifeste de tous les symptômes nerveux.

Neurasthénie gastrique et hépatique. — D'autre part, bon nombre de neurasthénies ont une
origine digestive ou hépatique, à la fois toxique et
réflexe. Il faut pour les améliorer, traiter d'abord
leur cause viscérale : d'où indication de Vichy.

La cure, boisson et hydrothérapie, rend de grands
services à ces deux catégories de malades, mais
l'amélioration se fait parfois attendre et peut ne
survenir qu'à la fin ou quelque temps après le traitement, à la suite d'une période d'exacerbation passagère.

*
* *

Affections cutanées. — Vichy n'a pas d'action spécifique sur les affections primitives de la peau ; la

diurèse, les bains alcalins, les douches peuvent en améliorer quelques-unes, mais c'est là un traitement banal.

Par contre, il modifie directement les affections cutanées consécutives à l'arthritisme d'une part, aux affections du foie et du tube digestif de l'autre. L'amélioration résulte moins du traitement local, que de la régression de la maladie génératrice.

Du premier groupe, font partie les anciennes herpétides de Bazin; toutes les diabétides, certaines formes d'acné, de furonculose, d'eczéma, de lichen, la couperose, bref toutes les affections où le métabolisme est troublé et où domine la dyscrasie acide.

Les hépatides comprennent surtout les prurits, les urticaires, certains purpuras, le xanthélasma. Il faut rechercher, chez elles, la concomitance de troubles hépatiques, avant d'en affirmer la nature.

Enfin les troubles gastro-intestinaux par résorption de matières toxiques, donnent naissance à de nombreuses dermites de cause interne : érythèmes, urticaires, ecthymas, eczémas, etc.

Toutes les fois que l'affection appartient bien à un de ces trois groupes, l'amélioration est rapide et parallèle à celle de l'affection humorale ou organique génératrice.

6.

CHAPITRE IX

Intoxications. — Les intoxications bénéficient de l'action dépurative de la cure de Vichy. L'accélération de la circulation et l'augmentation des excrétions facilitent l'élimination des poisons. Les troubles viscéraux, anémie, gastro-entérite, et surtout les lésions du foie sont améliorés.

C'est ainsi que Vichy qui est la station-type pour la cure de l'alcoolisme, est très utile dans celle du saturnisme, du morphinisme, du cocaïnisme; nous en avons déjà parlé et n'y reviendrons pas.

Dans certains empoisonnements médicamenteux le traitement oxyde les poisons et les transforme en composés plus éliminables. Dans d'autres, mercure, arsenic, il calme plus particulièrement les troubles gastro-intestinaux.

Enfin, nous nous sommes trop longuement occupés des auto-intoxications, pour qu'il soit nécessaire d'en reparler ici.

* *

Infections. — Toutes les infections aiguës contre-indiquent Vichy. La cure augmente la fièvre, accélère la dénutrition, exalte peut-être la virulence des microbes et met l'organisme dans un état de dépression qui l'empêche de lutter. Seule, comme nous le verrons, la fièvre intermittente palustre permet le traitement, car elle n'est qu'un épisode passager dans un état chronique.

Par contre, la cure est utile dans la convalescence des pyrexies : fièvre typhoïde, pneumonie, colibacillose. Ici, elle ne lutte pas contre l'infection, mais contre l'intoxication qui en est la conséquence. Elle facilite les oxydations et la résorption des matériaux usés provenant de l'état fébrile. Elle relève les fonctions digestives et hépatiques et hâte la convalescence. Une mention toute spéciale doit être faite à la grippe, en raison de l'anorexie et de l'asthénie persistante qui en sont la conséquence et qui sont très amendées par une cure thermale.

⁎ ⁎

Tuberculose. — La tuberculose n'est jamais améliorée à Vichy; dans nombre de cas, elle est aggravée. Le traitement donne un coup de fouet aux états aigus et subaigus; aussi les poussées de bronchite et de broncho-pneumonie sont-elles assez fréquentes pendant sa durée. Mais le gros danger provient des hémoptysies, provoquées par l'action congestive des eaux; minimes et répétées ou massives, elles ne sont également pas rares.

Toute tuberculose en évolution, ouverte, fébrile et surtout congestive, contre-indique donc formellement Vichy. D'où la nécessité d'ausculter attentivement les malades avant de les y envoyer. Bon nombre de dyspeptiques sont, en effet, des tuberculeux qui, loin de s'améliorer, aggravent leur état.

Dyspepsie chez les tuberculeux. — La tuberculose gastro-intestinale avec lésions est aussi une contre-indication, pour les mêmes raisons. Par contre, certaines dyspepsies banales des bacillaires peuvent y être améliorées. On a récemment démontré que les formes de début étaient caractérisées par de l'hypersécrétion, celles de la 2e et 3e période par de l'hyposécrétion [1]. Ces formes de début et surtout la

---

[1] ROBIN et PASQUIER. — *Soc. de Biologie.* — 20 juin 1903.

dyspepsie prétuberculeuse peuvent bénéficier du traitement. Il en est de même des tuberculeux guéris, dont l'estomac est fatigué par la suralimentation. Mais ces malades ne doivent être envoyés qu'avec une grande prudence et demandent à être surveillés de près.

Tuberculose associée. — Le problème se complique quand la tuberculose est associée à une maladie de la nutrition : arthritisme, goutte, diabète. Si la bacillose est en évolution, si elle survient comme complication, il faut, sans hésiter, éliminer les malades. Mais si elle est depuis longtemps silencieuse, si elle ne se manifeste par aucun symptôme actuel, si on peut la considérer comme guérie, l'indication concomitante conserve toute sa valeur et Vichy est indiqué. Il n'est d'ailleurs pas rare de voir d'anciens tuberculeux, prédisposés il est vrai, devenir à la suite de la suralimentation, diabétiques ou goutteux; ils bénéficient notablement de la cure.

En résumé, arthritisme, goutte, diabète, chez un ancien tuberculeux : indication.

Tuberculose chez un diabétique ou un goutteux : contre-indication.

* *

Syphilis. — La syphilis ne paraît pas influencée à Vichy, ni aggravée, ni améliorée.

Il faut se rappeler qu'elle est cause fréquente de

lésions circulatoires, explorer attentivement le cœur, l'aorte, les vaisseaux et rechercher les signes bulbaires et médullaires chez les anciens syphilitiques.

Sous ces réserves, ils peuvent parfaitement venir pour des affections intercurrentes. Il semble même que le traitement thermal facilite la tolérance de la cure spécifique. L'hépatite, notamment, bénéficie, d'une façon appréciable, de cette double médication agissant à la fois sur la diathèse et sur l'organe atteint.

*
* *

Paludisme. — La cure du paludisme chronique est le triomphe de Vichy. Nous nous trouvons, en effet, en présence d'une toxi-infection complexe dont tous les éléments sont directement influençables par le traitement.

Le sang des paduléens, infecté par l'hématozoaire de Laveran, est le siège d'une destruction globulaire considérable, qui entraîne un vice du métabolisme intérieur. Cette adultération des humeurs se traduit par une série de troubles dyscrasiques, dont le principal est l'anémie.

D'autre part, le paludisme, infection sanguine, a ses places fortes dans les organes hématopoiétiques, foie et rate, qui, pour peu que l'infection ait été sérieuse, sont toujours touchés. Le parasite s'y réfugie et y pullule au moment de ses réveils périodiques.

Là aussi, s'accumulent les déchets de destruction du sang, pigments mélanique et ocre. Sous l'influence de ces diverses causes, les organes réagissent et peu à peu apparaissent la congestion, l'hypertrophie et enfin la sclérose. Si l'afflux du poison continue, les fonctions du foie d'abord surexcitées, deviennent insuffisantes ; les reins s'altèrent à leur tour et peu à peu, s'installe la grande cachexie avec teint bronzé, œdèmes, asthénie, anasarque, etc.

Action antitoxique du traitement. — Le traitement de Vichy n'a, évidemment, aucune influence sur l'hématozoaire qui est toujours justiciable de la quinine, mais agit remarquablement sur l'intoxication palustre. Sang, foie, rate, tube digestif sont lésés. Or les maladies de ces organes sont, tout particulièrement améliorées à Vichy. Tout concourt donc pour que cette médication soit des plus efficaces.

Contre-indications. — Nous retrouvons ici la même contre-indication que partout. Il faut que l'organisme ait encore une résistance suffisante pour faire les frais de la cure. Sinon, l'excitation du traitement peut donner un coup de fouet à l'affection et hâter la déchéance, au lieu de l'éloigner.

Ainsi donc, le grand *cachectique* avec bouffissure du visage, pigmentation, œdèmes considérables, doit être éloigné.

La *néphrite*, lorsqu'elle n'est pas massive et contemporaine des grands œdèmes n'est pas une contre-indication et quelques centigrammes d'albumine disparaissent fort bien pendant la cure. .

Par contre, il faut se méfier de *l'endocardite* et de la *myocardite,* ainsi que des lésions vasculaires. Ce que nous avons dit des cardiopathies en général leur est parfaitement applicable.

Moment de la cure. — Sous ces réserves, Vichy est le rendez-vous des paludéens de tous les pays. Mais pour que la cure se fasse dans les meilleures conditions, il faut que l'orage infectieux aigu se soit un peu calmé, que le rapatriement et l'hygiène aient, sinon fait disparaître, du moins distancé les accès. Aussi, est-il bon que les malades sérieusement atteints aient déjà séjourné quelques mois en France. Ils supporteront beaucoup mieux le traitement, auront moins d'incidents de cure et en retireront un bénéfice plus appréciable.

Il est, d'ailleurs, rare qu'une seule saison suffise pour amener la *restitutio ad integrum,* et les malades doivent souvent revenir plusieurs années de suite. La 2ᵉ et la 3ᵉ cure sont relativement beaucoup plus efficaces que la 1ᵉ. La diminution de volume des organes et leur stimulation fonctionnelle sont plus considérables, les réveils de fièvre moins fréquents. Il semble que l'organisme, enfin délivré ou presque de l'infection, puisse consacrer toutes ses forces à réparer les lésions qui en sont la suite.

Action préventive. — Cette amélioration notoire se produit, dès la première saison, chez les malades ayant eu une infection bénigne, caractérisée par un peu de dyspepsie, d'anémie et une augmentation minime de la rate et du foie. C'est donc une bonne pratique pour les coloniaux de venir faire, tous les deux ou trois ans, une cure en quelque sorte préventive. Leurs légers malaises disparaissent, et surtout leurs organes vasculaires et digestifs reprennent une virginité nouvelle, qui leur permet de mieux affronter l'infection. Aussi, bon nombre d'entre eux et surtout d'Algériens, ayant éprouvé les bienfaits du traitement, ne manquent-ils pas de venir se « reblanchir » à Vichy toutes les fois qu'ils le peuvent.

Fièvre. — La fièvre, lorsqu'elle n'est pas continue, n'est pas une contre-indication. Elle reste, à Vichy, comme ailleurs, justiciable de la quinine et les deux médications se complètent très efficacement. En tant que défense de l'organisme, le réveil de fièvre, qu'on y observe parfois, est loin d'avoir un pronostic fâcheux. S'il persiste, c'est que le malade est venu trop tôt, et l'amélioration ne se fera sentir qu'ultérieurement; ou bien il dénote une maladie autre que le paludisme, en général une infection associée du foie.

Bilieuse hématurique. — La bilieuse hématurique, sur l'étiologie de laquelle on est si peu fixé, n'empêche pas la cure; mais il faut que l'atteinte ait

7

plusieurs mois de date. Presque tous les militaires rapatriés du Sénégal ou du Soudan ont eu une poussée de bilieuse, ce qui ne les empêche pas de bénéficier largement du traitement.

Résultats de la cure. — Les résultats sont toujours appréciables. L'appétit reparaît et s'exagère souvent, la langue perd son enduit saburral, les digestions sont plus rapides. Le pyrosis et le ballonnement, si fréquent, cessent très vite, ainsi que les vomissements bilieux quand ils existent. Les selles se régularisent, après, en général, une ou deux débâcles bilieuses.

En même temps, l'état général se remonte, l'asthénie diminue, les forces reparaissent. L'*anémie colorée* disparaît ainsi que le subictère des téguments et celui, plus fréquent, des conjonctives.

Action sur le foie et la rate. — Les organes hématopoïétiques sont toujours plus ou moins touchés dans le paludisme chronique. Les travaux de Kelsh et Kiener, de Laveran nous ont appris que leurs lésions consistent en une congestion intense et générale, une hypertrophie et un certain degré d'hyperplasie des cellules nobles, enfin, un certain degré de sclérose conjonctive.

Suivant l'ancienneté de l'affection et sa virulence, suivant aussi le terrain et la résistance de l'organisme, l'un ou l'autre de ces divers éléments, congestion, hypertrophie parenchymateuse ou sclérose, prédo-

minera. Le traitement ne peut rien sur la sclérose
et, lorsque celle-ci est complète au point de consti-
tuer la cirrhose palustre, son action est nulle ; mais
ces formes ne se trouvent guère que dans la période
cachectique.

Par contre, son efficacité est grande sur la congestion et l'hypertrophie. Nous constatons, le plus
souvent, par l'examen direct, une régression manifestement des organes. Mais cette régression ne se
fait pas de la même façon pour les deux. Le foie, qui
est plus souvent atteint, mais en général moins volu-
mineux, diminue beaucoup plus rapidement de
volume ; sa limite inférieure se rapproche de la
supérieure. La rate diminue d'abord de consistance ;
elle n'est plus délimitable à la palpation ; et l'on
ne sent plus qu'une masse molle, s'étendant vers l'ombilic, masse qui finit par s'effacer à son tour.

Crise thermale. — L'amélioration peut être continue et progressive ou survenir après la crise thermale. Chez le paludéen, cette dernière se caractérise
par de l'embarras gastrique et une poussée congestive
douloureuse du foie. En même temps apparaît souvent
un accès de fièvre. Cet accès peut même survenir
chez les malades n'ayant plus de fièvre depuis
quelque temps.

Les malaises sont peu marqués. Un purgatif et
quelques doses de quinine en ont rapidement raison.
La détente survient accompagnée de polyurie, diarrhée

bilieuse et chute de la température. Puis les douleurs et l'hypertrophie hépatique diminuent progressivement. Les phénomènes critiques sont beaucoup plus estompés du côté de la rate.

*
* *

Hépatite des pays chauds. — Le foie des coloniaux est soumis à un surmenage notoire. Sous l'influence de la chaleur, il se produit une auto-intoxication générale et une paresse de toutes les fonctions. Les digestions sont ralenties, l'élaboration des aliments devient mauvaise, le besoin d'excitants se fait sentir : d'où abus de condiments, d'épices et surtout d'alcool. Tous ces toxiques absorbés viennent se joindre aux produits d'auto-intoxication pour altérer le grand destructeur des poisons, le foie.

Ce dernier doit aussi lutter contre les grandes endémies coloniales, et au premier rang le paludisme, auxquelles viennent s'ajouter les infections multiples d'origine intestinale et les diarrhées diverses des pays chauds. Ce surmenage de la glande hépatique explique la tendance bilieuse de toutes les affections tropicales.

Sous toutes ces influences, le parenchyme s'altère et peu-à-peu surviennent les différentes formes d'hépatite, où il est bien difficile de délimiter la part que prend chacune des causes nocives. Vichy, par son action sur ces diverses causes et sa prédilection pour la glande hépatique, y donne de très bons résultats.

Abcès du foie. — Parmi toutes ces affections, il en est une qui a une entité clinique bien définie, c'est l'abcès du foie qui, depuis les travaux de Kelsh et Kiener, est devenu l'abcès dysentérique du foie.

Dans la période d'hépatite aiguë et d'abcès, Vichy est dangereux. Il peut donner un réveil, parfois mortel, de la maladie. Le malade ne devra y être envoyé que, lorsque l'abcès ayant été ouvert et évacué, l'infection sera absolument terminée et la plaie cicatrisée depuis longtemps. Il faut, en outre, se méfier de l'existence d'autres abcès, non ouverts par l'opération, et qui peuvent recevoir un coup de fouet.

C'est donc dans les états absolument chroniques que Vichy doit intervenir; il agit sur les lésions secondaires du parenchyme hépatique. Ces foies restés gros, durs, douloureux, fondent, en quelque sorte, sous l'influence du traitement. Les douleurs, la sensibilité à la pression, la sensation de pesanteur disparaissent vite, ainsi que l'hypertrophie.

Les douleurs dues à la *périhépatite* sont également amendées, car la diminution de volume de l'organe diminue les tiraillements sur les adhérences.

CHAPITRE X

Diathèses. — Cancer. — Arthritisme.
Rhumatisme chronique.

Cancer. — Tous les cancers contre-indiquent la cure de Vichy. Elle ne peut qu'accroître la cachexie, et par la surexcitation de la vie cellulaire, accélérer la néoformation des tissus.

⁂

Arthritisme. — L'arthritisme, sous toutes ses formes, est tributaire de Vichy. C'est surtout dans cette diathèse que l'action modificatrice alcaline des eaux trouve sa véritable spécificité.

Cette dyscrasie, héréditaire ou acquise, est due à une diminution de l'alcalinité du sang, par suite de la présence dans ce liquide de nombreux acides anormaux. Ce sont, au premier rang, l'acide urique, puis l'acide oxalique, l'acide lactique, l'acide caproïque, l'acide butyrique, ainsi que d'autres substances à fonction acide.

Théories. — Jusque là, il n'y a pas de doute. Les divergences commencent quand il s'agit d'expliquer l'origine de ces substances.

Pour Bouchard, elles sont dues à une insuffisance des combustions organiques. L'acide urique, qui en est le type, est un produit de passage entre les matières albuminoïdes et leur forme d'excrétion normale, l'urée. Oxydées, celles-ci donnent, en effet, de la xanthine, de l'hypoxanthine, avant d'arriver à l'acide urique et à l'urée. L'arthritisme est donc un ralentissement de la nutrition, un état bradytrophique. La ration d'entretien n'est plus comburée dans le temps normal et donne des produits d'excrétion anormaux.

Pour d'autres, au contraire (Robin), la diathèse est due à une accélération des combustions. L'acide urique correspond à une destruction exagérée de la nucléine, dont il serait le produit de désintégration.

Pour Lécorché, l'acide urique se forme de toutes pièces dans le foie, à la suite d'une excitation de cet organe. Gauthier a pu, en effet, produire de l'acide urique par synthèse, à l'aide d'urée et d'acide lactique, qui provient, lui-même, du dédoublement du glucose. Le foie produisant la majeure partie de l'urée et du glucose, peut donc former l'acide urique.

Nous arrivons ainsi à la théorie de l'hépatisme de Glénard. L'arthritisme est dû à un mauvais fonctionnement du foie, qui est le grand régulateur de la nutrition. S'il produit en excès de l'acide urique, surviendra la goutte; si c'est du glucose, le diabète; de la graisse, l'obésité.

Troubles fonctionnels et organiques. — Quoi qu'il en soit, la diathèse arthritique se caractérise par la présence dans le sang de matériaux mal élaborés et non arrivés à leur forme d'excrétion normale, puisque l'urée seule excite physiologiquement le rein. Elle est, le plus souvent, congénitale, mais peut être acquise par suite d'un vice d'alimentation ou d'un trouble des digestions, amenant la résorption de produits intestinaux acides. Elle peut, aussi, être consécutive à une disproportion entre les aliments et le travail fourni : sédentarisme.

La diminution de l'alcalinité du sang, qui en est la conséquence, amène des troubles de la vitalité cellulaire et du fonctionnement des différents organes. Consécutivement, l'excrétion urinaire est altérée : l'acidité, le taux de l'acide urique et des matières extractives, souvent celui de l'acide phosphorique augmentent; l'urée diminue parfois.

Le trouble d'élaboration affecte les trois catégories de matériaux organiques. Suivant les modalités, il portera sur les azotés et nous aurons la goutte et la gravelle, sur les hydrocarbures et nous aurons le diabète, sur les graisses et nous aurons l'obésité.

Le foie est très souvent altéré, soit directement, par la cause nocive inconnue, soit secondairement, par excès de travail, à force de transformer les poisons organiques charriés par le sang.

L'insuffisance des émonctoires joue un rôle important dans cette intoxication de l'organisme et la néphrite interstitielle y est fréquente.

La formule la plus simple paraît donc être : ralentissement de la nutrition, diminution de la vitalité cellulaire, intoxication acide générale, altération des émonctoires : foie et rein. L'une ou l'autre de ces causes peut d'ailleurs être le point de départ de la diathèse.

Formes cliniques. — Les formes cliniques sont multiples. A côté de la goutte, du diabète, de l'obésité et des lithiases, nous trouvons des troubles de tous les appareils :

Tube digestif : fermentations acides, dyspepsie arthritique, congestion et hypertrophie du foie, coliques, diarrhée, constipation, atonie.

Circulation : hypertension, artério-sclérose, lésions vasculaires, fausse angine de poitrine.

Respiration : catarrhe, asthme, emphysème.

Voies urinaires : albuminurie cyclique des adolescents, congestion rénale, néphrite interstitielle, cystite, etc.

7.

Système nerveux : migraine, neurasthénie, neuro-arthritisme.

Peau : toutes les anciennes herpétides. etc.

Résultats de la cure. — La cure de Vichy a une action spécifique sur l'arthritisme. Elle pratique un lavage abondant de l'organisme, neutralise les produits acides des tissus et les rend plus élimi-nables. Elle facilite les échanges, amenant aux cellules des matières mieux oxydées, et enlevant leurs excreta. Il en résulte une rénovation de la vie cellulaire et une stimulation de tout l'organisme.

La cure a une action toute spéciale sur le tube digestif et surtout sur le foie, dont elle rectifie les fonctions, favorisant ainsi la transformation des pro-duits anormaux.

Elle active la diurèse. La quantité d'urine augmente, l'acidité diminue ou plutôt se rapproche de la normale, ainsi que l'acide urique et les matières extractives. L'urée croît en proportion. Enfin les éléments anormaux, sucre et albumine, tendent à disparaître.

Parallèlement, toutes les fonctions, toutes les sé-crétions sont accrues. Les digestions se font mieux; il survient un état de bien-être et même un peu d'excitation. Le poids du corps diminue le plus sou-vent.

Tous les troubles, conséquences de l'intoxication,

rétrocèdent : migraines, insomnies, neurasthénie, albuminurie cyclique, etc.

Indications. — Les arthritiques doivent donc venir à Vichy, et le plus précocement possible, dans un but prophylactique.

Les fils de goutteux, de diabétiques ; les obèses précoces, les migraineux, les rhumatisants seront ainsi préservés de complications plus graves. A plus forte raison, doivent-ils venir quand une affection caractérisée, goutte, gravelle, etc., s'est déclarée.

Contre-indications. — Les contre-indications, nous les avons rencontrées en parlant des maladies des organes. Une surtout domine ; c'est l'artériosclérose avancée, la néphrite interstitielle, avec insuffisance du cœur, grande hypertension et faiblesse vasculaire.

*
* *

Rhumatisme chronique. — On comprend sous ce nom des affections qui sont, étiologiquement, assez disparates : le rhumatisme chronique vrai, consécutif au rhumatisme articulaire aigu et dû, comme lui, à une infection ; puis le rhumatisme noueux, qui paraît être une trophonévrose ; enfin le rhumatisme chronique goutteux, d'origine dyscrasique. C'est cette dernière modalité qui est tributaire de Vichy.

Rhumatisme goutteux. — Le rhumatisme goutteux est caractérisé surtout par les nodosités d'Héberden (*digitorum nodi*), qui paraissent être un trouble trophique, engendré par la viciation de la nutrition.

Ces nodosités s'accompagnent de phénomènes abarticulaires : myalgies, névralgies, douleurs viscérales, neurasthénie, troubles vaso-moteurs. L'affection tend vers l'artério-sclérose et l'urémie.

Vichy, en combattant la diathèse arthritique, fait disparaître surtout les troubles abarticulaires et en prévient le retour.

Deux des modalités les plus fréquentes, les myalgies et la sciatique, se trouvent très bien de la cure de boisson et des traitements associés.

Les nodosités coïncident, d'ailleurs, souvent avec d'autres manifestations arthritiques : goutte, gravelle, qui renforcent l'indication.

En raison de la tendance artério-scléreuse de ces malades, il faut examiner avec soin, avant de les envoyer, leur cœur, leurs vaisseaux et leur urine.

CHAPITRE XI

Diabète.

L'ancien diabète sucré s'est démembré peu-à-peu, grâce aux progrès faits dans la connaissance de la formation et de l'utilisation du sucre dans l'économie.

Il est à peu près admis actuellement que le glucose est formé dans le foie aux dépens du glycogène provenant des aliments (Claude Bernard). Cette formation est influencée par le pancréas, soit à l'aide d'une sécrétion interne (Lépine), soit par l'intermédiaire du système nerveux (Chauveau et Kauffman). Le glucose formé est répandu dans tous les tissus où il est plus ou moins brûlé ou retenu (Bouchard).

La formation et l'utilisation du sucre sont, bien entendu, sous la dépendance des centres nerveux (piqûre du 4me ventricule, lésions du bulbe). Enfin, le sucre en excès est éliminé par le rein.

Diverses formes. — Toute perturbation d'un des anneaux de cette chaîne pourra engendrer de la glycosurie.

Deux formes ont été différentiées : le diabète pancréatique et le diabète nerveux. Les autres sont englobées sous le nom de diabète constitutionnel, arthritique ou gras. Il semble que ce dernier doive se démembrer à son tour en diabète par surproduction de sucre, probablement hépato-pancréatique, et diabète par diminution de glycolyse et non-utilisation du sucre produit. Enfin, peut-être même, existe-t-il une forme rénale presque inconnue (Lépine).

Diabète pancréatique. — Le diabète pancréatique, diabète maigre, à marche rapidement cachectisante, n'a rien à faire à Vichy. Le traitement, joint à la fatigue du voyage, lui donne un coup de fouet tel, que le malade risque fort de mourir à Vichy ou de rentrer chez lui pour tomber dans le coma.

Diabète nerveux. — Le diabète nerveux est amélioré dans une certaine mesure, surtout par la cure externe : hydrothérapie, changement de vie, et parce qu'il est souvent greffé sur un terrain diathésique.

Diabète arthritique — Par contre, le diabète arthritique est très nettement amélioré à Vichy. L'action du traitement est aussi mystérieuse que la pathogénie de l'affection. La cure active les digestions et débarrasse l'intestin de ses putréfactions. Elle exalte les fonctions de défense du foie et du pancréas contre les substances diabétogènes en circulation. Elle modifie la nutrition et favorise la meilleure utilisation du sucre.

Foie et diabète. — Le diabète hépatique est loin d'être admis par tout le monde ; son existence repose sur des constatations cliniques et n'a pas été vérifiée par les autopsies ou l'expérimentation. Quoi qu'il en soit, Glénard (1) a trouvé des signes objectifs du foie chez 193 diabétiques sur 324 soit 60 o/o ; (148 sur 234 hommes, soit 63,2 o/o ; 45 sur 90 femmes soit 50 o/o). Nous-même, dans une première série, nous avons trouvé le foie perceptible 36 fois sur 54 cas (hommes), soit 66, 6 o/o.

D'autre part, les observations de diabète concomitant avec une maladie caractérisée du foie deviennent de plus en plus fréquentes.

Dans la grande majorité des cas, les glycosuries à retentissement hépatique sont sous la dépendance d'une intoxication ou d'une toxi-infection. Nous relevons le paludisme, la lithiase, les ictères, les excès d'aliments, la syphilis, la puerpuéralité et surtout l'alcool, mais l'alcool pris à dose réfractée et pendant longtemps. C'est l'éthylisme de l'apéritif ou du petit verre régulier.

Le foie présente, cliniquement, toutes sortes

(1) GLÉNARD. Examen objectif du foie dans le diabète.

d'aspects. Son hypertrophie peut être minime et localisée à un seul lobe, surtout le droit (Glénard), ou généralisée et trilobaire. Il peut être mou et sensible; ou dur et absolument indolent. Gilbert vient de rappeler l'attention sur l'hépatalgie qu'il considère comme un bon signe du diabète (1).

La signification de ces altérations est très discutée. Glénard pense que l'hépatisme entraîne arthritisme et diabète. Il se peut, d'autre part, que les matériaux nutritifs mal oxydés des arthritiques viennent constamment irriter le foie et le pousser à un hyperfonctionnement. Il est possible, enfin, que l'absence de glycolyse et l'hyperglycémie qui en résulte troublent profondément la régulation que le foie exerce sur l'utilisation du sucre dans l'économie, et que ce trouble, purement fonctionnel au début, finisse par entraîner des lésions organiques.

En tous cas, la cure de Vichy a une action manifeste sur toutes ces lésions hépatiques. Le foie diminue de volume, la douleur et la sensibilité tendent à disparaître, en même temps que le sucre décroît. Aussi la présence de ce retentissement est-elle une bonne indication de la cure.

Résultats de la cure. — Sous l'influence du traitement, l'appétit augmente, les digestions et l'assi-

---

(1) GILBERT et LEREBOULLET. *Société de Biologie*, 12 novembre 1904.

milation sont meilleures. La polydipsie, la soif, la sécheresse de la bouche, la boulimie, se calment ainsi que la polyurie. Les forces renaissent, ainsi que l'énergie morale. Il peut y avoir chez les obèses une perte de poids, mais inconstante et peu considérable. Les petits malaises et les complications, prurit, eczéma, diabétides, disparaissent.

Du côté des urines, le sucre diminue, soit d'emblée, soit après une période d'augmentation, parfois assez marquée. L'urée tend à revenir à la normale et l'acide urique à disparaître.

La neurasthénie est calmée autant par la cure que par le traitement externe. Si elle est prononcée, on pourra utiliser la saison à titre de changement de milieu, et l'influence psychique aidera puissamment au traitement.

Indications. — Le diabète gras, dyscrasique, est donc amélioré, en thèse générale, à Vichy. La fameuse cachexie alcaline n'est pas à craindre avec les 5 à 6 gr. de bicarbonate ingérés par jour, et nous ne la constatons jamais.

Sont surtout justiciables de la cure, les malades qui ont du retentissement hépatique ou de la glycosurie digestive, et ceux qui présentent d'autres stigmates d'arthritisme : goutteux, obèses, lithiasiques.

Contre-indications. — Néanmoins, pour ceux-ci, comme pour les autres, il est un certain nombre de contre-indications. Elles sont tirées de l'état général ou des complications.

Pour les formuler, il est difficile de se baser sur un seul signe :

L'*azoturie*, isolée, ne signifie rien ; elle peut correspondre, soit à une suralimentation carnée bien tolérée, soit à une dénutrition, à une véritable autophagie.

L'*acétonurie*, quand elle est minime et non accompagnée de troubles particuliers, est améliorée par les alcalins et, en particulier, par Vichy. Il en est tout autrement dans la période précomateuse.

L'*albuminurie*, si fréquente, peut être dyscrasique et est très améliorée par la cure ; ou elle est liée à une lésion rénale et a une signification plus grave.

L'*amaigrissement* même peut être celui de la période de début et céder au régime et au traitement thermal ; ou il peut annoncer la cachexie terminale.

Aussi doit-on plutôt se baser sur un ensemble : On doit exclure le diabétique qui, en même temps qu'une perte d'appétit et une diminution de l'alimentation carnée, présente de l'amaigrissement, une azoturie prononcée, de l'acétonurie. Ce sont les signes précurseurs de la cachexie, que la cure ne peut que hâter.

Il en est de même de l'hypoazoturie très marquée (5 gr.), avec lésion hépatique (atrophie ou même hypertrophie), urobilinurie : l'insuffisance hépatique n'est pas loin.

La néphrite interstitielle avec œdèmes, albuminurie abondante, hypertension très marquée, contre-
indique la cure ; de même l'acétonurie marquée avec
accidents •digestifs, cérébraux et respiratoires, précurseurs du coma.

Enfin l'asthénie, la cachexie finale des vieux diabétiques doit empêcher leur envoi.

Parmi les complications, la tuberculose en évolution, la tendance aux hémorrhagies de certains
néphrétiques et artério-scléreux, et la faiblesse du
myocarde contre-indiquent également.

Multiplicité des cures. — Le bénéfice de la cure
se maintient, en général, un certain nombre de
mois, sauf dans les cas légers où l'amélioration
peut persister. Puis les troubles reparaissent et les
malades ont hâte d'atteindre l'époque de la cure
suivante. Si donc Vichy ne donne pas une guérison
définitive, il procure une amélioration telle que le
glycosurique peut continuer sa vie habituelle. Nombreux sont ceux qui viennent chercher, pendant de
longues années, une rémission à leur affection, qu'ils
supportent ainsi sans trop de dommage.

CHAPITRE XII

Goutte. — Obésité.

Les goutteux ont un peu déserté, ces dernières années, Vichy pour des stations moins minéralisées et ont eu tort ; car la cure alcaline offre, chez les malades judicieusement choisis, d'excellents résultats.

La goutte est, en effet, le type des affections arthritiques. Outre l'uricémie, on trouve dans le sang les autres acides organiques : lactique, butyrique, etc., et les matériaux mal oxydés : xanthine, hypoxanthine.

L'acide urique est donc l'indicateur de la diathèse et son élément le plus important. Produit en trop grande quantité par le ralentissement de la nutrition (Bouchard), ou par un vice de fonctionnement du foie (Lécorché), il diminue l'alcalinité du sang.

L'urate neutre soluble se transforme en urate acide

beaucoup moins soluble, qui, de temps en temps, se dépose dans les tissus en produisant la crise de goutte.

Le défaut d'élimination par les émonctoires : peau et rein, et l'absorption de produits acides intestinaux jouent aussi leur rôle dans cette pathogénie.

Résultats de la cure. — L'eau de Vichy absorbée en presque totalité, alcalinise le sang et maintient l'acide urique en dissolution sous forme d'urate neutre. Mais surtout, elle accélère la nutrition générale et rectifie le fonctionnement du foie. Elle neutralise les fermentations intestinales et rouvre les émonctoires.

Le résultat produit du côté de l'urine est une diminution de l'acide urique, consécutive souvent à une augmentation passagère.

La cure alcaline pousse non seulement à l'élimination de l'acide urique produit déjà comme les cures thermales indifférentes, mais surtout elle évite la surproduction de cet acide et des autres produits toxiques, en rectifiant la nutrition.

La diathèse héréditaire, accompagnée si souvent d'autres manifestations, migraine, lithiases, diabète, est très améliorée. La goutte acquise l'est également par la stimulation organique et la destruction des poisons qui la provoquent : intoxication carnée et alcool. Le redressement des fonctions du foie semble jouer un role très important dans cette forme.

Périodes de début. — Le traitement est surtout efficace au début, avant même que la première crise ait éclaté. Il peut la reculer pendant longtemps. L'hérédité, le sédentarisme, l'alcool, les excès alimentaires, les troubles précurseurs : migraine, entérite, dyspepsie, sciatique, font faire le diagnostic.

Goutte confirmée. — Dans la goutte confirmée avec accès, ou dans la goutte chronique d'emblée, la cure redresse le vice humoral ; mais agit moins bien sur les lésions constituées : gros tophus, déformations articulaires ou osseuses. Elle espace les accès, et surtout évite aux malades les métastases viscérales et les accidents graves de goutte rétrocédée.

C'est donc surtout chez les goutteux florides, chez les héréditaires jeunes, chez les buveurs d'alcool et les gros mangeurs, que le traitement produit son maximum d'effet. La coexistence d'autres troubles arthritiques, ainsi que la congestion ou l'hypertrophie du foie si fréquentes (5 fois sur 10), constituent aussi des indications très nettes.

Amélioration des divers troubles. — Outre ces lésions hépatiques, presque toutes les manifestations viscérales sont améliorées.

La dyspepsie flatulente et l'atonie avec fermentations acides, cèdent très vite, ainsi que les entérites, coliques, diarrhées et même la constipation tenace.

Du côté des poumons, la bronchite sibilante,

l'asthme, le catarrhe sec s'amendent. Il faut, par contre, se méfier de la congestion avec tendance phlegmasique et hémorrhagique.

Les troubles nerveux: névralgies, névrites, migraines et même la sciatique bénéficient largement de la cure. Contre la neurasthénie sans cachexie, se joignent efficacement le changement du milieu et l'hydrothérapie. La fausse angine de poitrine s'en trouve bien également, mais il faut examiner soigneusement le malade, car l'angine avec lésions est une contre-indication formelle.

L'albuminurie est fréquente chez les goutteux. Minime, dyscrasique, digestive, orthostatique, elle participe à l'amélioration et ne persiste plus qu'à l'état de traces ou disparaît.

Par contre, l'albuminurie massive, liée à la néphrite interstitielle, terminaison si fréquente de la goutte, n'est pas améliorée et quand elle se complique d'athérome empêche le traitement.

Contre-indications. — C'est là une contre-indication des plus nettes : les goutteux athéromateux, dont l'aorte est lésée, le pouls hypertendu, le rein presqu'imperméable, l'albuminurie notable, doivent être éloignés.

Il en est de même des malades arrivés à la période de dénutrition, préliminaire de la cachexie. L'uricémie passe alors au second plan et ces malades ont surtout besoin d'une cure reconstituante.

Ainsi, dénutrition, non-intégrité du système vasculaire et des émonctoires contre-indiquent Vichy. Dans tous les autres cas, les malades bénéficient du traitement.

Crise thermale. — Il est bon de ne les envoyer que dans les intervalles des crises, et lorsqu'ils en sont remis. Parfois, en effet, un accès franc se déclare pendant les premiers jours du traitement, prélude d'ailleurs d'une amélioration durable. Le plus souvent, il se produit simplement quelques douleurs larvées du côté des jointures ou des tendons, douleurs très supportables et ne nécessitant pas l'alitement.

Rarement, survient une crise post-thermale.

La cure doit être répétée tous les deux ou trois ans, même si les manifestations ont diminué ; car elle a une action préventive des plus nettes.

* *
*

Obésité. — Il y a deux sortes d'obésité. L'une correspond à un excès d'alimentation, la nutrition cellulaire restant normale, c'est à proprement parler de l'engraissement. Dans l'autre, l'alimentation peut être modérée ou même faible, mais les oxydations organiques sont amoindries : 40 % seulement des obèses sont de gros mangeurs, et 37 % des sédentaires (Bouchard). —

Obésité Arthritique. — A côté du vulgaire engraissement, se trouve donc un état pathologique, qui consiste dans l'accumulation de graisse dans l'économie, par suite du défaut d'oxydation. C'est une véritable maladie de la nutrition, une obésité arthritique.

Des causes secondes viennent favoriser cet état pathologique, où, comme nous venons de voir, l'hérédité semble jouer le rôle primordial :

Les troubles digestifs sont fréquents chez les obèses et paraissent occasionner une absorption de graisse mal élaborée. Leven vient de rappeler, récemment, l'attention sur ces faits.

Le foie joue un rôle important dans l'emmagasinement et la transformation des graisses. Gilbert et Jomier pensent, d'après leurs recherches sur la topographie de la graisse dans la cellule hépatique, qu'une partie est destinée à s'éliminer par la bile (1). Or le foie est très souvent altéré dans l'obésité.

D'autre part, nous connaissons depuis longtemps, l'action stéatosante de l'alcool, en même temps que sa nocivité pour le foie.

Résultats de la cure. — La cure agit sur ces multiples éléments. Elle favorise la digestion intestinale, où elle aide à la saponification des graisses. Elle empêche ainsi leur absorption en nature. Elle

(1) GILBERT et JOMIER. — *Société de biologie.* — 19 novembre 1904.

combat l'influence nocive de l'alcool. Son action sur le foie des obèses est des plus manifestes. Il diminue, devient moins sensible, ses fonctions s'exécutent mieux. Enfin, en stimulant la vie cellulaire, elle facilite l'oxydation des graisses.

Aussi, les obèses arthritique diminuent-ils de poids à Vichy. Mais l'amaigrissement est peu important à côté de la stimulation de toutes les fonctions, qui est le résultat le plus appréciable de la cure. L'obèse perd son apathie, ses somnolences, ses tendances congestives. Il a plus d'entrain, se meut plus facilement, a plus d'aptitude au travail. Ses fonctions organiques sont stimulées et son cœur se régularise.

L'hydrothérapie et les massages sont des éléments adjuvants très importants de la cure. La douche-massage, notamment, amène une perte de poids considérable.

Contre-indication. — Il faudra, chez les obèses, se méfier du cœur, et vérifier son fonctionnement avant de les envoyer. Car, chez eux, l'insuffisance cardiaque et la tendance aux congestions peut amener des accidents.

CONCLUSION

Arrivés au terme de cette étude, nous pouvons jeter un coup d'œil d'ensemble et essayer d'en faire la synthèse.

L'eau de Vichy est un sérum naturel, alcalin, gazeux et doué de vitalité propre.

La cure exerce une action orthotrophique sur tout l'organisme; elle stimule la nutrition sous ses deux formes, assimilation et désassimilation ; elle agit, tout particulièrement sur le grand régulateur des échanges, le foie.

De là découlent toutes ses indications.

En sont tributaires :

Toutes les maladies de la nutrition : arthritisme, diabète, goutte, obésité, lithiases, rhumatisme chronique, etc.

Toutes les maladies du foie et celles qui sont causées secondairement par un trouble des fonctions hépatiques : dyspepsies, entérites, affections des viscères abdominaux.

Enfin toutes les maladies qui sont dues à ces deux causes réunies : intoxications, infections, paludisme.

Cette même stimulation organique nous interdit la cure dans les affections à désintégration rapide : pyrexies, tuberculose, cancer et toutes les cachexies.

Comme l'a si bien dit Max Durand-Fardel : « Les eaux sont nuisibles dans les états qui les réclament le plus, lorsque survient la cachexie : goutteuse diabétique, abdominale etc. » (1).

D'autre part, la suractivité circulatoire et l'hypertension qui en résultent nécessitent l'intégrité des organes cardio-vasculaires. L'insuffisance myocardique, la faiblesse des vaisseaux, les anévrysmes, les hémorrhagies de toute nature sont des contre-indications.

Nous devrons donc, au moment d'envoyer un malade à Vichy, faire porter notre examen systématique, d'une part sur sa nutrition, en recherchant les stigmates de l'arthritisme et en analysant les urines ; d'autre part, sur son foie.

Puis nous examinerons le cœur, les vaisseaux, les poumons et nous scruterons l'état général.

Le foie et l'urine nous fourniront les véritables indications ; le cœur, les vaisseaux, les poumons, l'état général, les véritables contre-indications.

---

(1) MAX DURAND-FARDEL, *Traité des eaux minérales.*

TABLE DES MATIÈRES

8,

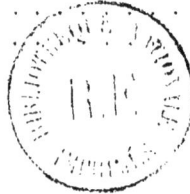

École professionnelle d'Imprimerie

à Noisy-le-Grand (Seine-et-Oise)

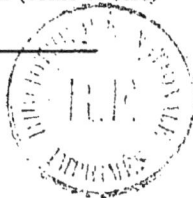

ÉCOLE PROFESSIONNELLE D'IMPRIMERIE

Noisy-le-Grand (Seine-et-Oise)

www.ingramcontent.com/pod-product-compliance
Lightning Source LLC
Chambersburg PA
CBHW071914200326
41519CB00016B/4614